Caterina Di Giovanni

Il Neo-Funzionalismo nei Servizi Sanitari

Una metodologia di lavoro trasversale
nell'intervento psico-educativo e formativo
dalla nascita alla terza età

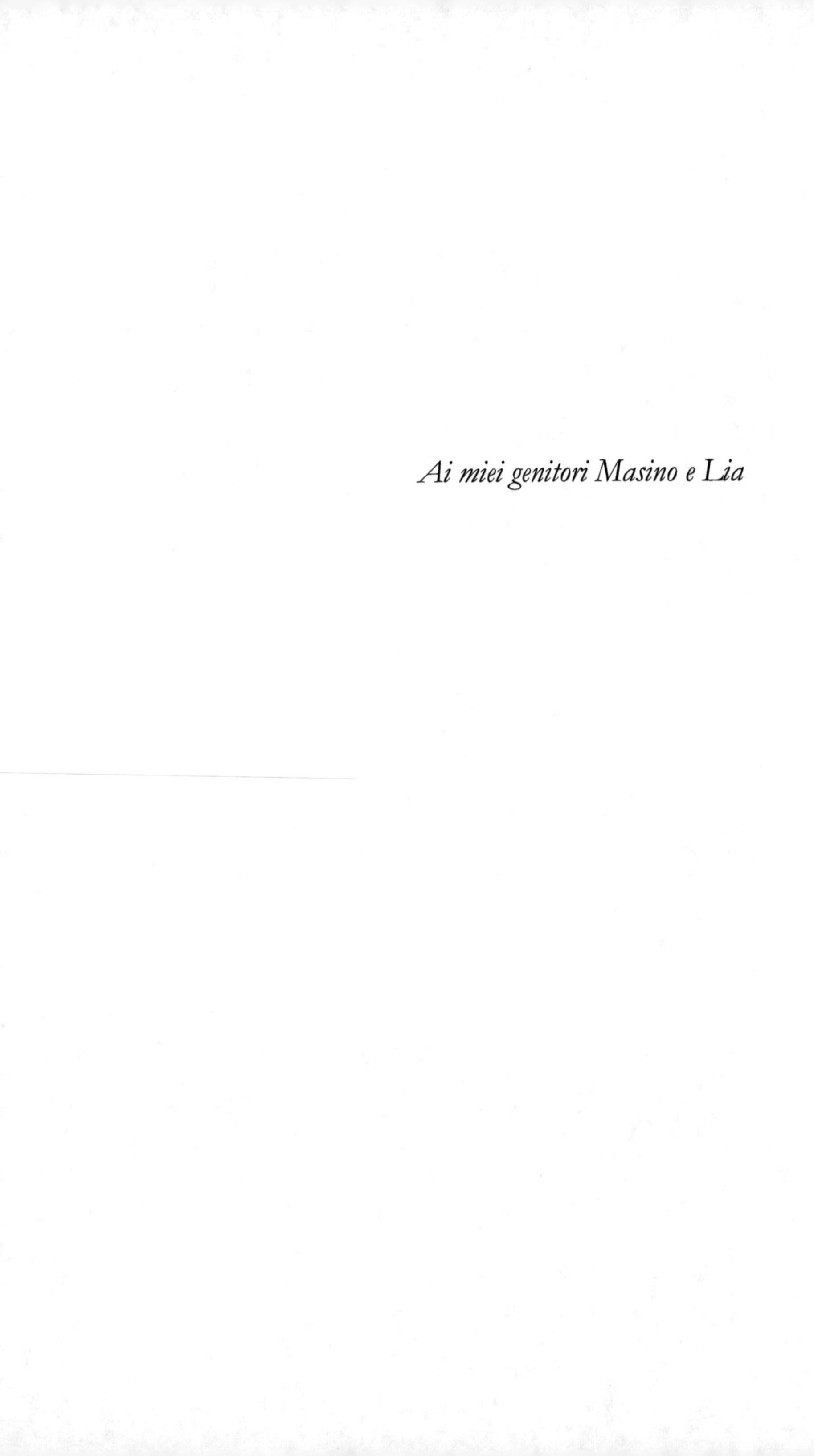

Ai miei genitori Masino e Lia

RINGRAZIAMENTI

Ringraziamenti ai Colleghi delle Aziende Sanitarie Provinciali di Palermo, Trapani, Enna, che hanno contribuito alla realizzazione dei Percorsi Funzionali; alle Allieve-Tirocinanti; agli Utenti dei nostri progetti; allo Staff Editoriale della SEF.
Un grazie particolare a mia nipote Roberta per l'aiuto fornito nell'illustrazione dei grafici.
Tutti con il loro esserci hanno reso possibile questo lavoro.

Note biografiche

Caterina Di Giovanni, Dirigente Pedagogista presso l'ASP n° 9 di Trapani, è nata a Palermo nel 1958. Ha conseguito la laurea in Pedagogia e si è qualificata come Counselor Formatore/Supervisore Funzionale. La sua carriera, iniziata nel 1985, si è focalizzata sulla conduzione di gruppi esperienziali orientati al Benessere.

La sua formazione psicopedagogica è stata costantemente arricchita attraverso la partecipazione a diversi percorsi formativi e Master. Questi includono la Comunicazione non verbale e l'Espressione Corporea, lo Psicodramma, la Psicomotricità Relazionale, la Pedagogia Speciale, l'Educazione Sanitaria e la Pedagogia Territoriale.

Un momento cruciale nella sua crescita professionale è stato l'incontro con il *Pensiero* innovativo di Luciano Rispoli, che l'ha portata a immergersi nell'approfondimento del Neo-Funzionalismo. Durante questo percorso ha acquisito competenze in vari ambiti della Psicologia Funzionale, un Sistema Multidimensionale, attuandole in particolare nei Servizi Sanitari.

Da oltre un quarto di secolo ha messo in pratica queste competenze all'interno dei Servizi Sanitari Territoriali, tra cui Neuropsichiatria Infantile, Salute Mentale, Servizio per le Dipendenze Patologiche e Uff. Educazione alla Salute.

Nel corso degli anni si è occupata di Promozione del Benessere nelle varie fasi della vita; di Sostegno alla genitorialità; Formazione Docenti; di Conduzione di gruppi a tema; di Progettazione e supervisione Attività di Sperimentazione Asilo Nido e Scuola Materna; di Prevenzione delle Dipendenze Patologiche; di Stress e Prevenzione del Burn-out nelle professioni d'aiuto.

Inoltre, ha insegnato Teoria e Tecnica della Comunicazione Non Verbale nei Corsi biennali di Specializzazione Polivalente per Insegnanti di Sostegno organizzati a Palermo, Caltanissetta, Agrigento, dall' Università di Palermo.

È una delle fondatrici dell'Istituto di Psicologia Funzionale di Palermo, di cui è stata Presidente per alcuni anni e attualmente ne è socio onorario.

Dal 2004 è Docente del Corso di Counseling Professionista.

Ha condiviso le sue conoscenze ed esperienze, partecipando come relatrice a numerosi convegni e seminari, promuovendo la concezione Neo-Funzionale del Benessere.

Autrice di 20 articoli, in cui ha sottolineato la necessità di una chiave di lettura e di intervento Neo-Funzionale in vari contesti educativi e sociali, concetti ribaditi anche attraverso la stesura di alcuni capitoli, inseriti in libri riguardanti tematiche Socio-Psico-Pedagogiche e Consulenza Funzionale, fra cui ricordiamo:

Cristiano Inguglia, *La progettazione di interventi psicosociali*, Carocci Faber, Roma, 2012

L. Rispoli, *Nuove frontiere del Counseling. Il Counseling Funzionale*, Alpes, Roma, 2013

INDICE

PREFAZIONE DI
VITO PETRUZZELLIS

La lettura dell'ampio materiale proposto dalla dottoressa Di Giovanni rappresenta una preziosa occasione anche per ripercorrere alcuni momenti significativi degli anni successivi alla Riforma psichiatrica, del superamento degli ospedali psichiatrici e del progressivo prender forma dei presidi territoriali di Salute Mentale.

Una processualità che nasceva essenzialmente dalla messa in discussione della tradizionale chiave di lettura riduttiva del disturbo mentale, visto come patologia irrimediabile, sganciato dalla sua storia e dal suo contesto, confinato in una condizione colpevolizzante, di grave stigma sociale, che spesso portava appunto all'approdo in manicomio. Da quel ribaltamento di impostazione è nata via via una molteplicità di esperienze, approcci, orientamenti teorici e pratici che costituisce la particolarità, feconda e universalmente riconosciuta, dell'esperienza del rinnovamento psichiatrico in Italia.

Una straordinaria "sperimentazione collettiva", come diceva Maccacaro, guardando al fenomeno in chiave epidemiologica, in riferimento all'insieme della popolazione ed all'andamento trasformativo generale. E sappiamo anche come in quel tragitto, tutt'altro che agevole e lineare, andavano sviluppandosi diverse forme di esperienze avviate con grande spirito di comunanza solidale, di scambio attento e impegnato, a volte in modo anche oscuro ma fattivamente costruttivo.

D'altra parte, era indispensabile reimpostare un sistema del "prendersi cura" per mettere in atto risposte alle problematiche di malessere psicologico che fossero articolate a più livelli, nella continuità che intercorre tra il disagio del singolo e le problematiche a livello di comunità sociale. Una nuova ottica che operasse su basi non selettive e centralizzate ma solidaristiche e diffuse, facendo i conti con bisogni, resistenze, approssimazioni che forse adesso si colgono più chiaramente nella loro variegata e contraddittoria articolazione.

Questo era il senso della "proiezione territoriale" dei servizi, come si diceva in quei tempi, che, come sappiamo, non indicava una impostazione meramente geografica e organizzativa ma richiedeva il coinvolgimento e l'impegno umano, professionale e culturale di tanti protagonisti (utenti, familiari, operatori, rappresentanti sociali, etc.) di questa vicenda al tempo stesso complessa ed esaltante. Minguzzi lo sintetizzava, già sul finire degli anni 70, come il passaggio "dal divano alla panca", a sottolineare visivamente il cambiamento dalla modalità di assetto duale e circoscritto dello studio dello psicoanalista, agli spazi e arredi dei servizi territoriali a carattere più informale, aperti al sociale: le panche, le sedie messe in circolo, le pareti piene di produzioni grafiche, i tavoli per l'arteterapia, i tappetini ed i cuscini sul pavimento per le attività a mediazione corporea, fino, più di recente, alle postazioni videoterminali per le attività a distanza.

A supporto di questo intento di fondo, si era andato sviluppando l'interesse per un ampliamento del bagaglio di conoscenze e di saperi presenti nello specifico. Si andavano inserendo, oltre agli assetti clinici tradizionali, approcci psicodinamici, il cognitivismo evoluzionista, ma anche lo psicodramma, l'arteterapia, le tecniche psicocorporee e riabilitative, la mindfulness, approcci psico-educazionali e l'elenco potrebbe continuare lungamente…

Un ampliamento di conoscenze e di saperi non finalizzato alla costruzione di una ennesima "psicotecnica", magari un po' più democratica o accattivante, ma alla costruzione di un "modello operativo integrato", richiamato dalla dott.ssa Di Giovanni, per far convergere modelli teorico clinici diversi, esperienze, sensibilità, in una pratica "pensata" e non affidata all'improvvisazione. Al tempo stesso cercando di evitare i rischi della semplificazione, dello stravolgimento di questioni significative nel riassorbimento consumistico e modaiolo.

Era anche necessario comprendere ed assumere operativamente, come acutamente ci ricordava Sergio Piro, che una pratica di salute mentale riguarda anche lo stesso operatore, le dinamiche dei gruppi operativi e l'insieme del "campo sociale continuo". In questo senso l'operatività nei servizi va considerata come una sperimentazione tuttora in atto e continuamente da implementare.

È come se questo percorso, in qualche modo conoscitivo e rielaborativo, si potesse imparare a comprenderlo ed approfondirlo anche attraverso il corpo e le sensazioni. Superando più profondamente e nell'esperienza "l'errore cartesiano" di una mente che "interpreta e organizza il corpo" e postulando un'attività riflessiva non limitata alla dimensione concettuale di esclusivo appannaggio dell'attività mentale più evoluta. Di qui l'interesse per un accesso a piani non esclusivamente verbali e simbolici ma in grado di intrecciarsi alla molteplicità dei linguaggi in cui si articola il dialogo tra substrato neurobiologico, ambiente e interiorità.

In questa direzione, come ci riporta ampiamente l'Autrice, l'impostazione metodologica della Psicologia Funzionale di Rispoli ha contribuito ad orientare il modo di fare esperienza e di costruire una "nuova sensibilità", incorporata nei suoi automatismi, e nel proprio modo di essere e di funzionare.

L'affinamento della sensibilità corporea può contribuire a travalicare gli abituali tramiti relazionali attraverso l'interazione più diretta, il dialogo corporeo e l'utilizzo di una molteplicità di canali: tattile, propriocettivo, visivo, cinestesico, enterocettivo. Passaggio esperienziale impegnativo e non lineare che porta ad andare oltre i processi abituali di percezione, significazione e scambio ed a porsi nella prospettiva indicata da Rispoli "dove non è più possibile sostenere la priorità della mente, ma vederla come un elemento dell'insieme di Funzioni, della organizzazione di Funzioni che concorrono tutte, con la medesima importanza, a costituire il Sé complessivo della persona."

Questioni che toccano il confine fascinoso e complesso del rapporto tra funzionamenti, dimensioni non consapevoli e "qualità complessiva dell'essere" e che meriterebbero un ampio approfondimento che non è qui possibile affrontare. Va riconosciuto il merito alla dott.ssa Di Giovanni, di aver saputo portare avanti con grande impegno e determinazione, una metodologia specifica e strutturata che non era facile trasporre in un ambito pubblico e che comportava difficoltà e resistenze in una fase davvero pionieristica. Senza voler entrare troppo nello specifico della metodologia applicativa, che è diffusamente descritta nei vari capitoli del testo, merita di essere sottolineato il carattere esperienziale, interattivo e pratico del processo di intervento che gli conferisce una intensa forza persuasiva e trasformativa. E apre la prospettiva incoraggiante di poter riattraversare le carenze nelle "Esperienze di Base" e di avviare una modificazione nei funzionamenti psicocorporei abituali più irrigiditi.

Questo approccio formativo ha coinvolto a partire dagli anni '80, operatori della sezione siciliana di Psichiatria

Democratica, gruppi di formazione di Erice e del CEFPAS di Caltanissetta, numerosi operatori e figure professionali, forse meno plasmati e condizionati dalla mentalità sanitaria istituzionale, e ha portato all'ampliarsi di gruppi di lavoro motivati che ritroviamo nell'ampia panoramica delle attività, delle sedi e degli ambiti operativi riportati nel testo.

L' impegno portato avanti particolarmente da Caterina Di Giovanni, insieme al nutrito gruppo di formazione e ricerca aggregato intorno a questa esperienza teorico-pratica, ha avviato e sviluppato numerosi ambiti di intervento che si sono accresciuti negli anni come attività di ascolto, di aiuto e di supporto per situazioni di difficoltà, come azioni di incremento di risorse e di competenze sociali, di educazione alla salute e al benessere, di riduzione dello stress lavorativo e prevenzione del burnout, di accompagnamento alla nascita, delle problematiche dell'età evolutiva, delle dipendenze patologiche, in un assetto di sperimentazione coraggiosa e di coinvolgimento allargato.

È stato posto al centro dell'impostazione operativa l'attenzione reciproca, il rispetto dell'altro, la gentilezza, la ricerca di cooperazione. Le numerose tecniche di intervento e gli incoraggianti risultati evidenziati, aiutano meglio a comprendere il senso di un lungo percorso e delle interessanti esperienze, al tempo stesso professionali, personali e di ricerca, pur condotte in circostanze condizionate dai noti limiti nella disponibilità di risorse e di organici.

Sappiamo d'altra parte che più in generale il percorso dei Servizi del "dopo 180" è andato confrontandosi con una crisi profonda e strutturale, con aspetti involutivi dell'assetto sociale e politico e con un crescente malessere diffuso. C' è stata quindi la necessità di contrastare i rischi di arretramento e l'appannarsi della capacità di collegare il disagio psicologico alle difficoltà derivanti dall'organizzazione di vita, dalla precarizzazione del lavoro, dall'impoverimento della socialità e della rete di legami affettivi, unitamente all'incremento delle disuguaglianze ed alla crescente divaricazione tra nord e sud. L' accentuarsi della crisi sanitaria, economica e sociale causata dalla pandemia virale, ha reso ancora più evidenti i limiti di un approccio sanitario che rischia di perdere di vista i valori della centralità della persona, della cooperazione, dei risvolti etici e progressisti delle pratiche di aiuto terapeutico e porta a penalizzare particolarmente la capacità di proiezione territoriale.

Tutto questo pone più in generale i nuovi servizi del "dopo riforma", nel mezzo di un difficile passaggio tra significative realizzazioni e interessanti opportunità da un lato e vistosi intoppi e arretramenti dall'altro. D'altra parte, una società che non sa aiutare a dipanare le contraddizioni e i grovigli che si continuano fin nell'interiorità dei singoli, non può che spingere verso il manicomio e la guerra. Oggi è necessario rilanciare un percorso che richiede un legame forte con una comunità pensante e operante, con una rete di legami allargati, rinsaldando una visione "di utopia pratica" come diceva Basaglia, nella convinzione che l'elemento decisivo e basilare è il "mettersi comunque in cammino".

INTRODUZIONE

Ogni cambiamento personale e professionale è legato ad una motivazione profonda che sottende tale scelta. In ambito lavorativo si può desiderare un cambiamento se c'è la necessità di trovare risposte risolutive alle problematiche incontrate. La ricerca di un nuovo modello teorico può essere collegata all'esigenza di trovare chiavi di lettura e metodologie d'intervento più idonee e anche più immediate rispetto agli obiettivi da raggiungere. La scelta, alla fine degli anni '90, da parte di alcuni operatori sanitari della sfera psichiatrica, di approcciarsi al Neo-Funzionalismo non può prescindere dal periodo storico che questi stavano vivendo.

La legge Basaglia n°180 del 1978 che aveva dato una nuova dignità al malato psichiatrico, l'istituzione del Servizio Sanitario Nazionale con la legge 833 del '78 e la costituzione delle Unità Sanitarie Locali, in Sicilia nel 1980, richiedevano agli operatori la capacità di attuare il nuovo mandato istituzionale, e li vedeva attori protagonisti di un nuovo modo di guardare al malato e alla salute del proprio territorio. Ma gli operatori che lavoravano nell'area della Salute Mentale si venivano a trovare nella necessità di confrontare le conoscenze ed esperienze lavorative acquisite, per formazione universitaria e/o per formazione in servizio, con una nuova realtà operativa molto diversa da quella precedente.

Con la riforma sanitaria veniva chiesto agli operatori di lavorare in équipe multidisciplinare, cooperando, dunque, con altre figure professionali, con le quali adoperarsi per una presa in carico totale del paziente su più piani, biologico, psicologico, pedagogico, sociale. Ovviamente l'operatore sanitario doveva necessariamente raffrontarsi con lo stigma sociale della malattia psichiatrica e imparare un nuovo modo di essere col paziente e di fare operatività nel territorio, anche a livello di prevenzione; diventava indispensabile arricchire il proprio sapere, confrontarsi con sé stessi, e si avvertiva il bisogno di nuove metodologie e tecniche.

Con l'attivazione dei SER.T. nel 1990 si delineava ulteriormente l'attenzione all'intervento e soprattutto alla prevenzione anche nell'ambito delle dipendenze patologiche. Già nel 1992 Mario Mulè (in quel periodo Primario Psichiatra del S.T.T.S.M.USL n°4 di Mazara del Vallo), sottolineava: "Bisogna essere consapevoli che, nel momento in cui si sposta il centro dell'operatività dal chiuso dell'ospedale psichiatrico al territorio, con l'immensa portata di stimoli e di richieste non selezionate, perché il servizio non seleziona, e nel momento in cui si ritrovano delle professionalità diverse, allora si viene a creare un vero e proprio laboratorio laico di ricerca teorico-pratica.

L'epistemologia ci ha insegnato che non è possibile prescindere dalla collocazione storico-geografica dell'operatore-ricercatore in questo caso. Per cui la collocazione in un contesto diverso deve portare necessariamente ad una revisione di tutti gli strumenti che ci sono stati consegnati con la consapevolezza che sono nati altrove. (…) ed allora dobbiamo avere la consapevolezza che ci viene chiesta come operatori di portare avanti un lavoro certamente difficile di trasformazione." (Mulé, 1992, p.145) Così, nel 1997 un gruppo di operatori dei Servizi Sanitari Siciliani riunitosi intorno a Psichiatria Democratica, che annovera fra i suoi fondatori psichiatri illuminati come il dott. Mario Mulé (nel tempo anche Primario del DSM di Bagheria e successivamente Capo Settore della Salute Mentale di Palermo) e il dott. Vito Petruzzelis (già Primario del DSM di Cefalù), invita per un incontro di Formazione il Prof. Luciano Rispoli caposcuola del Neo-Funzionalismo. L'incontro vuole favorire "l'arricchimento di competenze professionali, tali da offrire livelli qualitativi coerenti con le nuove esigenze; capaci, ossia, di soddisfare i bisogni emersi dalla nascita della nuova ripartizione dei Servizi Sanitari Territoriali (…). Non era la prima volta che Psichiatria Democratica si impegnava nel settore formativo; in realtà, aveva già precedentemente organizzato vari corsi di formazione, tra cui i corsi di "Psicodramma" con Maurizio Gasseau e i corsi di "Psicoterapia a mediazione corporea" con Cinzia Saccarotti".

Il gruppo (numeroso e con formazione varia) costituito da

6 psichiatri, 6 psicologi, 6 pedagogisti, 2 educatori, provenienti da varie ASL soprattutto della provincia di Palermo e di Trapani, dopo aver conosciuto il Pensiero Funzionale, cogliendone subito gli aspetti positivi relativi al Benessere, decide di intraprendere un percorso formativo, con aspettative iniziali più personali che professionali, che in parte risponde a quel bisogno del lavoratore di stare bene con se stesso e con gli altri specie in un contesto nuovo che richiede modalità d'essere nuove. Il cammino di formazione è residenziale e tale situazione favorisce il confronto costante con i colleghi, che sono tutti operatori dei Servizi di Salute Mentale delle ASP. Inoltre il privilegio di fare quasi tutta la formazione con il prof. Rispoli dà al percorso formativo un valore aggiunto.

In quegli anni crescita personale e professionale si intrecciano in un divenire di cambiamenti positivi inimmaginabili. Si acquisiscono nuove competenze, nuove metodologie operative, che velocemente si trasformano in nuove potenzialità lavorative.

Lavorare su sé stessi e sentirne direttamente i vantaggi fa intuire che gli strumenti Funzionali possono essere resi fruibili anche negli spazi lavorativi del servizio pubblico con tutti i diversi target. E così, questi operatori incominciano ad attivare il Funzionalismo Moderno nei Servizi.

Durante l'ultimo anno di formazione, con la supervisione di Luciano Rispoli, gli operatori incominciano a sperimentare l'efficacia delle metodologie Funzionali all'interno dei propri Servizi: Salute Mentale, Neuropsichiatria Infantile, Servizio per le Tossicodipendenze, Ufficio Educazione alla Salute, Consultorio familiare. "Indossati gli occhiali" della Psicologia Funzionale, questi professionisti vedono nei propri utenti aspetti mai colti, imparano a guardare la persona nella sua interezza e in tutti i suoi vari livelli e piani di Funzionamento: Cognitivo-simbolico, Emotivo, Posturale-muscolare, Fisiologico.

Le motivazioni degli operatori cambiano, si aprono nuovi orizzonti lavorativi e nuove modalità di intervento, facilmente applicabili nei Servizi territoriali d'appartenenza. Il Neo-Funzionalismo entra a pieno titolo nei Servizi Sanitari in cui molti di questi operatori lavorano, e diventa un pensiero scientifico che sottende le scelte di questi medici, psicologi, pedagogisti, educatori, che scoprono grazie a questa nuova formazione, non solo nuove risorse dentro di sé, non solo un nuovo modo di essere con sé stessi e con l'équipe ma soprattutto con l'utenza.

Gli operatori comprendono che le nuove teorie, le nuove tecniche possono favorire il raggiungimento degli obiettivi Istituzionali con chiavi di lettura e metodologie d'intervento più idonee e anche più immediate. Ed incominciano a sperimentare le possibilità di una progettualità lavorativa olistica, che permette concretamente l'attuazione di un approccio integrato alla persona e favorisce la riapertura del Benessere. Ma sono in particolare i neoassunti, giovani vogliosi di muoversi per la tutela e la promozione della salute degli utenti che a loro sono stati affidati, a scoprire anche nuove potenzialità nel territorio, che guardato con gli occhiali del Neo-Funzionalismo diventa un organismo vivente con Funzioni e Funzionamenti da far riattivare in armonia. "E questo perché il Neo-Funzionalismo non solo riesce a porre l'attenzione sulla interezza della persona, ma è anche in grado di intervenire su un livello che può spiegare comportamenti, pensieri, emozioni, andando alle radici dei problemi, sui Funzionamenti di fondo.

Perciò possiamo dire che con l'ottica del Neo-Funzionalismo è possibile utilizzare competenze varie, competenze già conosciute o acquisite, ma con una più ampia comprensione. Inoltre, il Modello Funzionale rivela una notevole duttilità (senza perdere in efficacia) proprio nelle condizioni particolari dei Servizi Pubblici e Territoriali, per la capacità di creare sinergia tra gli operatori e per la molteplicità degli elementi presi in considerazione, in un quadro teorico e pratico che permette di intervenire efficacemente sui vari problemi.

Ecco allora che in questa nuova ottica, quelli di noi che già operavano come educatori e pedagogisti nei Servizi pubblici, si sono sentiti ancora di più "agenti di cambiamento", capaci cioè di affrontare determinati nodi problematici degli utenti che si rivolgono ai Servizi, leggendoli nelle loro caratteristiche (appunto Funzionali) di fondo, per poi poter risolvere questi nodi problematici con percorsi brevi ma efficaci, senza doverli inviare per forza a contesti di tipo clinico. Acquisire l'ottica del Neo-Funzionalismo ci ha reso più consistenti nel nostro ruolo professionale, più disponibili al confronto, più attenti a cogliere ciò che prima ci sembrava poco importante, a dar voce alle nostre emozioni e a quelle delle persone che venivano a chiedere un aiuto, a relazionarci con l'altro con curiosità ma anche con la consapevolezza di poter intervenire efficacemente. Le metodologie del Neo-Funzionalismo possono sembrare a prima vista di difficile applicazione all'interno di contesti lavorativi pubblici, dove spesso si è portati a dover fornire risposte risolutive a bisogni urgenti; ma si rivelano poi una risorsa estremamente efficace proprio in tal senso, e rappresentano quindi una metodologia di lavoro estremamente concreta, utile, innovativa." (Gargano, 2013 p. XI, XII). Si è trattato, dunque, di applicare un'*area di pensiero* a vari ambiti, utilizzando nei vari Progetti metodologie che non sono solo curativi ma anche di prevenzione e rivolti al benessere complessivo di utenti e operatori.

CAPITOLO 1
IL NEO-FUNZIONALISMO NEI SERVIZI SANITARI

Promuovere il Benessere

Il Benessere della popolazione è un obiettivo sanitario nazionale e viene affrontato dai Servizi Sanitari Territoriali, le cui Mission Aziendali indicano che si deve tutelare e promuovere la salute della popolazione del territorio, migliorandone la qualità di vita. L'OMS (1948) dà una definizione di Salute: *Non solo assenza di malattia ma stato di completo benessere fisico, psicologico e sociale. E suggerisce che per arrivare a questo stato di benessere, non basta quindi curare ma occorre pure prevenire, informare, sensibilizzare, promuovere comportamenti sani e orientati al benessere.*

Per il raggiungimento degli Obiettivi Istituzionali all'interno dei Servizi Sanitari il Neo-Funzionalismo rappresenta una risorsa significativa anche per l'ampiezza della sua concezione di Benessere e per le sue peculiari modalità di conseguimento. Rispoli considera che il Benessere è la capacità di vivere le proprie potenzialità, liberare le energie immobilizzate, aprire nuovi canali di creatività, percepire la vita in pieno.

"Ma 'Benessere' è qualcosa di più dell'utilizzare bene ciò che già esiste (...): è anche la possibilità di sviluppare maggiormente le proprie qualità vitali, di ampliarle, di raggiungere livelli di vita ancora più soddisfacenti". Per ottenere tutto ciò, il Benessere (Rispoli, 2004) va costruito e preservato sin dall'inizio della vita, protetto nella crescita, mantenuto nell'età adulta e assicurato sino alla terza età; e per sostenere questi risultati la Metodologia Funzionale si avvale di una vasta attività (sostenuta dalla teoria) relativa ai vari ambiti di intervento. Oggi, il periodo storico-economico che la nostra società attraversa nonché l'allarme provocato dalla Pandemia di Covid-19 hanno sicuramente aumentato i livelli di malessere fra la popolazione ed è cresciuto lo stato di apprensione sociale.

E se l'individuo è sempre più costretto ad essere teso, sempre in attività, sempre in allarme, allora non riesce più a raggiungere in modo pieno lo stato di Benessere. "Le persone percepiscono chiaramente la mancanza di qualcosa e tentano di colmarla come possono: con la ricerca ossessiva del sesso, con il gioco d'azzardo, con il fumo, con la compulsività per il lavoro; oppure cercano di allentare la morsa dell'angoscia e ritrovare il paradiso perduto del Benessere con il bere, con le droghe leggere, con le droghe pesanti. Il Benessere è un passaggio obbligato non solo nelle terapie, ma anche e soprattutto nei progetti che vogliono affrontare in modo serio e profondo il tema della prevenzione" (Rispoli, 2004, p.133).

E sarà fondamentale nella fase di Post-Pandemia intervenire per un ripristino rapido delle condizioni di Benessere della popolazione dei territori; e ancora una volta il

Neo-Funzionalismo, attraverso l'incisività e la velocità dei suoi risultati, potrà permettere il raggiungimento più immediato di un ritorno al Benessere. E questo è un compito che dovranno svolgere soprattutto i Servizi Sanitari Territoriali perché sarà lì che arriverà la massa delle persone che presenteranno situazioni di malessere dopo questo lungo periodo di Pandemia.

Già nel 1992 Rispoli sottolineava una prospettiva clinica della Psicologia Funzionale in ambito sanitario pubblico, che oggi appare più che attuale. "I grandi cambiamenti tecnologici, in così rapido sviluppo negli ultimi anni, e le ricadute impensabili che minacciano in modo così tangibile l'ambiente (non solo ecologico, ma culturale e sociale) sono elementi di forte destabilizzazione per lo psichismo umano. Il malessere e il disagio, dovuti a questi forti squilibri, si sono andati a sommare con quelli derivati da un'accelerazione nei ritmi di vita, da un accrescersi di sentimenti negativi e oppositivi, dalla presenza di uno stress continuo, prodotto anche dagli inquinamenti (chimici, sonori, visivi, ecc.).

Il disagio psichico è divenuto in un certo senso di "massa", e deve trovare una risposta adeguata, che non può esaurirsi nella psicoterapia degli studi privati. Dunque, il futuro della psicologia clinica, si gioca senz'altro nei servizi territoriali, nella sanità pubblica" (L. Rispoli 1992, p.1).

L'intervento Funzionale nei vari ambiti operativi

"Il Neo-Funzionalismo è una realtà che si occupa a vari livelli della salute e del benessere delle persone in vari ambiti.

Questi percorsi, pur differenziandosi per tecniche e modalità conduttive in rapporto alla fascia d'età e alle problematiche dei partecipanti, sono accomunati da una impostazione metodologica che prevede l'attraversamento di Esperienze Basilari del Sé (EBS) utili alla riapertura di Funzionamenti, che per storia di vita si sono alterati o non pienamente sviluppati, rendendo difficoltoso l'accesso al Benessere. I Servizi Sanitari coinvolti nella progettazione e realizzazione di attività Funzionali sono i seguenti: Educazione alla Salute; Ser.T.; Consultorio Familiare; Servizio Psicologia; Salute Mentale; NPI." (Di Giovanni, 2014, p. 26)

In un'indagine statistica presentata da C. Di Giovanni, all'interno della relazione "Funzionalismo, Stress e Benessere nei Servizi Socio-Sanitari" comunicata nel 2° Congresso internazionale su: "Il Neo-Funzionalismo. Lo Stress dal punto di vista clinico, lavorativo, sociale" Napoli, 15/16 giugno 2012, si è evidenziato che all'interno dei Servizi Sanitari delle ASP di Palermo, Enna e Trapani, gli operatori con formazione Funzionale avevano trattato negli anni 2001-2011, con questa metodica, 5150 utenti, come si evince dal grafico successivo.

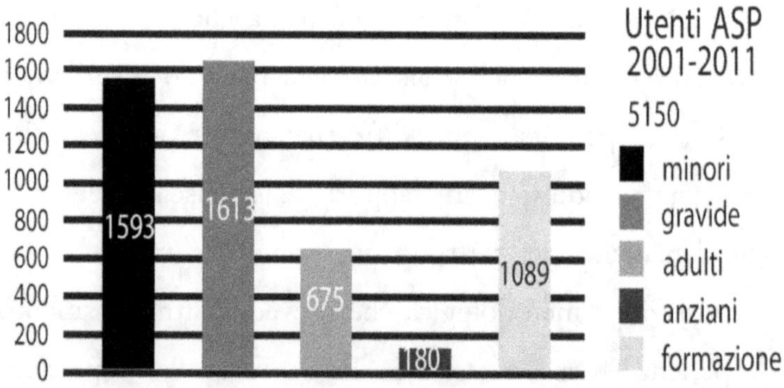

Nel tempo, sempre più operatori, hanno utilizzato la metodologia Funzionale e sono stati raggiunti:

"donne gravide, minori, adulti, anziani e operatori vari a cui si è dato formazione.

Sono stati attivati 9285 incontri (vedi grafico n° 2) la cui distribuzione nei servizi è stata particolarmente variegata.

Tra i dati emerge, per numero elevato di ore (4088) e di incontri (3958), quello relativo al Servizio di Psicologia, che in rapporto al basso numero di utenti (250), fa intuire quanto questi dati riguardino soprattutto le psicoterapie individuali. I dati relativi all'U.O. Educazione alla Salute evidenziano, per il basso numero di incontri (902) e di ore (1799), rispetto all'elevato numero (2392) di fruitori, che si tratta soprattutto di attività con gruppi costituiti nel tempo da persone diverse, e quindi nel totale numerose (*dimostrando l'efficacia di un intervento che può essere a largo raggio, incisivo sul sociale*). Al contrario, i dati raggiunti dall'U.O. di Psichiatria ci fanno cogliere che le attività sia individuali che di gruppo sono state rivolte nel tempo agli stessi pazienti cronici." (Ibidem, p. 26).

Fig. n°2 Grafico Distribuzione attività Funzionali nei vari Servizi ASP. (Di Giovanni 2012)

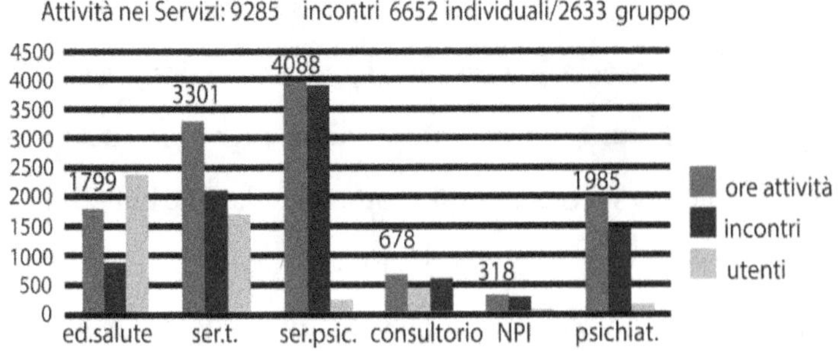

"Un ringraziamento particolare ai colleghi che nel 2012 hanno fornito i dati del loro lavoro Funzionale: Rosalba Bellomare, Maria Ciraso, Caterina Fasciana, Gabriella Gargano, Francesco Garozzo, Daniela Giuffrè, Laura Ingoglia, Giusy Lo Bello, Vittoria Macaluso, Mary Maugeri, Vincenzo Pepe."

Al 3° Congresso su Il Neo-Funzionalismo. Salute e Benessere: Nuove Potenzialità. I Laboratori di Salute Integrata on line Napoli 20 febbraio 2021 C. Di Giovanni all'interno della sua relazione: "L'Intervento integrato nell'Azienda Sanitaria Provinciale" ha evidenziato la ricaduta positiva che la presenza del Neo-Funzionalismo ha avuto negli anni all'interno delle Aziende Sanitarie per utenza coinvolta, risultati raggiunti e visibilità nel territorio.

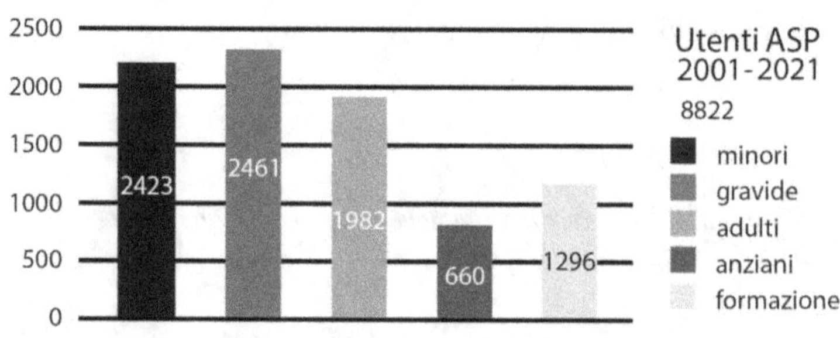

Fig. n°3 Grafico Distribuzione utenti ASP. (Di Giovanni 2021)

Inoltre in questa occasione sono stati comunicati i dati aggiornati (vedi grafico n°3) della presenza del lavoro Funzionale nei servizi, sottolineando che dal 2001 al 2021 sono stati coinvolti in progetti Funzionali vari 8822 persone che, considerato il lockdown, nonché la difficoltà di reperimento dei dati in quest'ultimo periodo sia per i tanti colleghi andati in pensione che per altri che sono stati in smart working, il numero ricavato, carente dei molteplici dati che non ci sono arrivati, rappresenta comunque un impegnato e notevolissimo apporto degli operatori Funzionali dei vari servizi.

Percorsi innovativi nella Prevenzione

Il nuovo approccio al concetto di salute nella sua dimensione olistica affrontato nella Conferenza di Ottawa 1986 ha reso necessario modificare l'atteggiamento e l'organizzazione dei Servizi Sanitari ricalibrando la loro attenzione sui bisogni complessivi dell'individuo considerato nella sua interezza. All'interno dei Servizi Sanitari il Neo-

Funzionalismo ha trovato un'adeguata collocazione, perché ha offerto agli operatori l'opportunità di guardare alla persona nella sua interezza e complessità, fornendo possibilità operative profonde ed efficaci, permettendo un approccio olistico dettagliato e specifico.

"Progettare il Benessere con la visione del Neo-Funzionalismo vuol dire utilizzare:

•	Una epistemologia di riferimento che guarda alla persona nella sua interezza e complessità.

•	Una metodologia operativa integrata e direttiva.

•	Strumenti Funzionali dettagliati, finalizzati all'attraversamento specifico di Esperienze di Base (EBS), che favoriscono la riapertura di quei Funzionamenti di fondo che permettono l'accesso al Benessere." (Di Giovanni, 2018, p.9).

Nei Laboratori Benessere "la metodologia adottata è di tipo attivo e prevede momenti teorici ed esperienziali, secondo l'ottica della Psicologia Funzionale, al fine di favorire l'apprendimento stesso e la riflessione sulle modalità personali di funzionamento. Viene favorita la messa in gioco del proprio corpo e sperimentato direttamente gli aspetti psicocorporei, senso-motori e affettivo-emozionali della persona, scoprendo nuove modalità comunicative e relazionali. Si riaprono canali sensoriali e percettivi, si inducono stati di allentamento e di vagotonia per tornare in contatto con sé stessi, con la possibilità di riappropriarsi di uno stato di benessere generale.

Come strumenti metodologici si adoperano lezioni frontali, presentazioni video, attività psicocorporee individuali, di coppia, di gruppo, giochi di ruolo, lavori di gruppo.

Le metodologie Funzionali utilizzano un coinvolgimento psicocorporeo specifico per favorire l'attraversamento di EBS: vi sono le mobilizzazioni di espressioni o emozioni, le attività sulla respirazione, sui distretti corporei, le immaginazioni guidate, le sequenze di gruppo, i massaggi, le figurazioni di gruppo, le rappresentazioni. Molte di queste attività sono accompagnate da un sottofondo musicale che favorisce l'attraversamento dell'EBS proposta. Ogni percorso prevede un totale di 8-10 incontri con frequenza settimanale, per complessive 24-30 ore, rivolti a 16-20 partecipanti. La conduzione è direttiva. Ciascuno dei progetti ha un sistema di valutazione durante tutta la sua durata, che ne garantisce il monitoraggio e la verifica degli esiti raggiunti." (Faillace, Di Giovanni, Mirrione, 2013, p.6). Un intervento sulla persona nella sua interezza, sia di prevenzione, pedagogico o rieducativo, non può esimersi dal considerare quei Funzionamenti di fondo che nel corso della vita, per situazioni varie, si sono alterati, chiusi, risultano carenti o inquinati. Nei percorsi di riequilibrio del Sé si va a modificare il Funzionamento complessivo alterato restituendo al soggetto caso per caso la Tenerezza, la capacità di Amare, la Gioia, la possibilità di Allentare il Controllo, di possedere la Calma e la

Forza.

"Il Funzionalismo moderno, non è un semplice modello teorico, ma una vera e propria *area di pensiero*, con le sue numerose implicazioni e le sue articolazioni nei molteplici settori di applicazione, non solo clinici ma anche di prevenzione, di salute in generale, nonché istituzionali e sociali."

Il Neo-Funzionalismo "permette progetti anche su larga scala e su parti ampie di popolazione; progetti capaci di realizzare interventi di prevenzione reale oggi sempre più indispensabili per rendere uomini e donne capaci di vivere la vita con pienezza, con i suoi valori vitali importanti: di rispetto, di contatto, di condivisione, di amore, di gioia, senza ricorrere a sostituti, a valori malati come il potere, il possesso, l'odio, la violenza, il rifiuto del diverso." In questo lavoro vengono presentate soltanto esperienze psico-educative che riguardano la sfera pedagogica e/o formativa attivate da operatori delle Aziende Sanitarie di Palermo e di Trapani, di cui chi scrive ha conoscenza diretta o indiretta; ovviamente il Neo-Funzionalismo nei Servizi Sanitari è presente anche in altre realtà siciliane e nazionali con tanti progetti innovativi e rilevanti. In Sicilia, in particolare, la presenza dei pedagogisti nella pianta organica dei Servizi Sanitari ha fatto sì che il pensiero Funzionale trovasse terreno fertile per una accettazione nel territorio del suo Modello e questo perché i pedagogisti riconoscevano in molti elementi e finalità Funzionali i propri obiettivi istituzionali.

Infatti, Rulli nel 1992, all'interno del 1° Congresso Nazionale dei Pedagogisti: "Pedagogia e Benessere della Persona", tenutosi a Palermo, affermava che "il pedagogista (…) si trova oggi ad assumere un ruolo fondamentale nell'ambito del disagio umano ed è chiamato ad intervenire per promuovere il benessere della persona" (Rulli, 1992, p.5); mentre Mulé in una sua relazione durante lo stesso congresso, sottolineando l'apporto che la pedagogia ha dato ai Servizi Sanitari affermava: "Io credo che la pedagogia abbia portato un enorme contributo nel momento in cui ha posto in maniera centrale il discorso della crescita della persona cioè il problema della salute come sviluppo delle potenzialità umane. Questo era un concetto, un patrimonio che era stato quasi dimenticato dal mondo medico tutto orientato verso una visione, come dire, ortopedica e riparativa. (…). L'altro concetto fondamentale, l'altra istanza che ci viene dalla pedagogia è il concetto di salute come consapevolezza e libertà." (Mulè, 1992, p. 146)

Ma è fondamentale che i pedagogisti insieme agli altri operatori dei Servizi Sanitari territoriali possano "guardare alla prevenzione come all'asse portante delle attività istituzionali; assegnandole la corretta cittadinanza scientifica ed operativa che la stessa merita, onde sfatare nell'immaginario collettivo la credenza che il servizio territoriale di salute mentale sia una bottega dove gli operatori curano la malattia mentale, mentre all'interno di esso invece si produce salute mentale." (Stellino, De Santis, p.116).

E con l'apporto del Neo-Funzionalismo molti operatori hanno potuto lanciarsi in percorsi innovativi e produrre all'interno dei territori Salute, sviluppare Potenzialità Umane, incrementare Consapevolezze e Libertà.

CAPITOLO 2
L'INTERVENTO FUNZIONALE NELL'ACCOMPAGNAMENTO ALLA NASCITA

La Gravidanza

"I vissuti e i risvolti emotivi in gravidanza sono di una importanza fondamentale per una riuscita del processo di crescita del bambino e del diventare madre della donna.

I punti fondamentali che riguardano il processo emozionale, le sensazioni e il modo di vivere da parte della donna questo importante passaggio della sua vita sono caratterizzate da quattro aspetti significativi:

• I vissuti e le emozioni variano nelle varie fasi durante tutta la gravidanza man mano che il bambino diventa un essere più percepibile, che le modificazioni anche corporee, ormonali, fisiologiche della donna diventano sempre più evidenti e presenti nel cambiare la sua vita precedente.

• Non possono essere considerati a sé stanti, ma sono sempre in stretto collegamento col funzionamento della donna, con tutti gli altri piani Funzionali del Sé: cognitivo, simbolico, fisiologico (che nelle trasformazioni della gravidanza assume particolare importanza), posture e movimenti, sensazioni, tensioni muscolari, per ricordare soltanto i principali.

Quindi la donna va vista anche, e soprattutto in un processo così importante come la gravidanza, nella sua interezza, nel suo funzionamento complessivo; ed è a questo funzionamento complessivo che va rivolta l'attenzione, l'accoglimento e l'intervento se vogliamo che questo sia veramente profondo ed efficace e se vogliamo che la donna sia presa nella sua realtà e cioè interezza totale. (...)

• Nella gravidanza si ha una situazione di improvvisa, rapida modificazione di tutti i propri funzionamenti, non soltanto a livello corporeo o ormonale, ma molto sui vissuti, le fantasie, i pensieri sul futuro, le sensazioni tattili, cenestesiche, le posture che assume, i movimenti che riesce a fare, ecc. Tutto questo rappresenta una modificazione del quadro di funzionamento del Sé in gran parte temporanea, che si esaurisce al massimo nel giro di un anno, molto intensa ma di durata limitata.

Una modificazione momentanea, non patologica, un po' come accade nell'adolescenza, che l'ambiente circostante deve capire, accogliere, aiutare, in modo che non diventi un'alterazione più permanente, veramente patologica, o comunque disturbante nella vita della persona. (...). La gravidanza infine non può essere presa in considerazione senza che si comprenda che essa riattiva antiche esperienze importanti per la vita, cioè alcune determinate EBS. (...) L'intervento Funzionale in gravidanza è particolarmente incentrato sul dare più spazio e pienezza (o recuperare a seconda dei casi) ad alcune EBS come l'Essere Tenuti e Contenuti, il Contatto, la Fragilità e il bisogno dell'altro, il Benessere, l'Essere Visti e l'Essere Ascoltati. Poter considerare le EBS come guida ad un intervento alla gravidanza e alla maternità permette di dare concretezza, specificità, sapere in che direzione bisogna andare per la donna, al di là di false credenze, posizioni ideologiche, interventi standard precostituiti. (…)

La gravidanza e il parto dovrebbero essere un evento estremamente gioioso e naturale nella vita di una donna, ed anche del bambino, ma questo accadrà soltanto se entrambi vengono non ostacolati ma anzi aiutati in questo intervento pieno e complessivo sui vari piani Funzionali e aiutati ad attraversare EBS che non sono caratterizzate né dall'angoscia né dalla rabbia né sono di per sé traumatiche, ma rappresentano una parte della vita estremamente gradevole di cui tropo spesso questa società tenta di fare a meno (Bovo, 2017, pp.19-22)

I Gruppi di Benessere Mamma e Bambino

Il primo gruppo per gestanti all'ASP n°6 di Palermo (Gargano, 2017), basato sul Modello Funzionale, è iniziato ad aprile 2002 presso il Consultorio di Santa Flavia con la conduzione della Dott.ssa Gabriella Gargano, Dirigente Pedagogista. Quest'ultima, Responsabile dell'Unità Operativa

Semplice di Educazione e Promozione della Salute nel Distretto Sanitario n° 39 di Bagheria dal 1995, in seguito alla partecipazione al Corso di formazione specifico sulla Metodologia Funzionale in Gravidanza condotto da Paola Bovo, ha messo in pratica quanto appreso nella nuova formazione, coinvolgendo attivamente colleghi e cittadinanza. Sin dal suo nascere il lavoro con le gestanti è apparso appassionante e appagante e le donne felici dei risultati.

All'inizio, "alcune colleghe di formazione medica non credevano che i bambini nati dal nostro gruppo gestanti che ci venivano riferiti come particolarmente buoni e tranquilli, fossero da collegare chiaramente al lavoro sulla madre in gravidanza, ma in questi anni hanno constatato che l'intervento, diventato sempre più preciso e più efficace, dà risultati sempre più evidenti, mamme più allegre e vitali, bambini più "buoni", con potenzialità di benessere più alte della norma. Nel 2012 è venuto in nostro aiuto il Progetto Obiettivo Nazionale Materno Infantile che ha istituito fra l'altro il Sistema di sorveglianza sugli otto determinanti di salute del bambino, dal concepimento ai 2 anni di vita, inclusi nel programma Genitori Più. Grazie a quest'ultimo abbiamo allargato l'esperienza a un gruppo di operatori di altri consultori, e in conseguenza di questo abbiamo ottenuto uno spazio per fare partire una ulteriore opportunità di accompagnamento alla nascita a Palermo e, nel ridefinire gli assetti, abbiamo declinato la nostra offerta come segue:

• Sostenere e supportare la donna in gravidanza nella gestione dei vissuti emotivo-affettivi legati a questo nuovo ruolo di responsabilità.

• Aiutare la donna in gravidanza ad operare una riorganizzazione della propria quotidianità definendo i bisogni prioritari per il benessere psico-fisico proprio e del nascituro.

• Offrire informazioni su gravidanza e parto ridimensionando notizie e fantasie errate che ruotano intorno ad essi.

• Sostenere la donna nella costruzione di una relazione con il proprio bambino sin dalla vita intrauterina.

• Prevenzione dei rischi di baby-blues e depressione post-partum

• Offrire informazioni per il benessere del neonato, della coppia, della famiglia.

• Promuovere l'allattamento al seno.

• Baby Massage

• Prevenzione Incidenti domestici

• Aiutare la donna in gravidanza e la neomamma ad essere "protagonista attiva" delle proprie scelte.

• Offrire uno spazio altro di confronto e condivisione fra donne che si trovano nella stessa condizione, che divenga la base a partire dalla quale operare una ricostruzione di un tessuto/rete sociale che dia voce ai bisogni dalle mamme nella comunità di appartenenza.

• Offrire uno spazio alle neomamme per il confronto e condivisione dei vissuti legati all'esperienza della genitorialità e per sostenerle nel passaggio dalla vita a due alla vita a tre.

• Organizzare e promuovere momenti di conoscenza reciproca ed incontri di formazione comune tra operatori territoriali ed ospedalieri privilegiando un lavoro di rete finalizzato all'integrazione delle varie professionalità che ruotano intorno alla mamma e bambino.

È stato importante nella realizzazione del Percorso formativo con i colleghi condividere la teoria della metodologia Funzionale poiché c'è stato un riconoscimento del fatto che quest'ultima più di altre permette di affrontare in modo complesso il sistema vitale costituito dalla madre e dal bambino in profonda interazione, agendo in modo integrato su tutti i piani Funzionali del Sé, in una visione olistica della persona capace di scendere su elementi molto concreti, individuando in modo dettagliato e preciso come e dove intervenire.

Spesso l'intervento che viene proposto alle gestanti con altre metodologie, si limita a qualche esercizio di rilassamento, a fornire informazioni e lasciare spazio alla condivisione dell'esperienza; in genere l'intervento si chiama di "preparazione al parto" e dunque esplicitamente si prefissa solo di preparare la donna all'evento/emergenza, e al massimo fornire un progetto di azione per il parto (progetto di azione che dipende molto dalla capacità della donna di applicare con un controllo razionale le tecniche imparate al corso, e che proprio per la riduzione del controllo razionale in gravidanza difficilmente raggiunge l'obiettivo). Quanto sopra è spiegato chiaramente ed esaustivamente dalla dott.ssa Bovo nel compendio Teorico-pratico Sulla Metodologia Funzionale in Gravidanza: Benessere Madre-Bambino, da lei pubblicato nel maggio 2016, testo che racchiude diversi e diversificati articoli sull'intervento in gravidanza da lei studiato e messo a punto all'interno del Neo-Funzionalismo, l'Area scientifica di pensiero, ideata e messa a punto da Luciano Rispoli.

La parte finale del compendio espone le tecniche di intervento utilizzate nei percorsi di benessere in gravidanza e di preparazione alla nascita. Le tecniche sono state elaborate con il metodo Funzionale, grazie anche all'osservazione e alle ricerche sulla fase pre e post-natale del bambino, ricerche che da più di 30 anni hanno mostrato risultati di grande rilievo, sulla gestazione, sul parto e anche dopo la venuta al mondo del bambino.

Nell'arco del tempo a disposizione (quattro o cinque mesi al massimo perché il lavoro Funzionale è concepito dal 4° mese di gravidanza) l'intervento messo a punto da Paola Bovo è volto ad aiutare la donna a vivere la gravidanza in uno stato di maggiore benessere possibile, e ad affrontare il parto in modo sereno e fisiologico. Si opera a livello del cognitivo, fornendo informazioni su gravidanza e parto, ridimensionando convinzioni errate e fantasie paurose, spesso sciogliendo con la chiarezza le ansie indotte da medici e indagini mediche.

A livello della sfera dell'emotivo, viene lasciato spazio alle emozioni negative per poi rafforzare quelle positive, all'affrontare lo sconosciuto ed un nuovo ruolo di responsabilità, permettendo alla donna di esprimere in gruppo quello che spesso non può esprimere fuori.

Si lavora sul posturale non solo in modo correttivo di atteggiamenti e posizioni errate e contratture muscolari croniche, ma anche per aumentare la gamma di movimenti lenti e morbidi. Soprattutto si lavora sul fisiologico, a ripristinare una respirazione spesso alterata e per incidere sul tono muscolare. Un ruolo molto importante è affidato proprio alla respirazione che, diversamente da come è praticata in altre tecniche, è profonda e diaframmatica, con una espirazione non forzata ma volta a rilasciare le tensioni e le rigidità, in grado di interagire sugli equilibri vegetativi e su quelli ormonali, esattamente come si presenta nella prima infanzia (prima che ansie, paure e stress la alterino). Questa respirazione, mantenuta poi in tutte le fasi del travaglio e del parto, è inoltre quella che permette di dare fisiologicamente il massimo dell'ossigeno e delle sostanze neuroendocrine utili a madre e bambino. Con queste modalità di intervento si ottengono effetti benefici: meno disturbi, più serenità, meno paure e fantasie, un parto più rapido, spontaneo e poco doloroso (e in casi di necessaria evoluzione in parto cesareo, comunque una rapida canalizzazione e migliore ripresa post-operatoria.

Pertanto, con la gestante si lavora soprattutto per ristabilire un respiro profondo diaframmatico, allentare le tensioni muscolari ammorbidendo il tono della parete dell'utero, diminuire lo stato di ansia e agitazione della donna e con esso le sostanze che fluiscono dal suo sangue a quello del bambino, oltre a incoraggiare movimenti lenti e morbidi. Oltre all'intervento rivolto direttamente al benessere della gestante, altrettanto e forse più interessante per noi è il discorso della prevenzione di disturbi nel bambino, sia delle alterazioni Funzionali precoci che della situazione di integrazione originaria. E quindi noi prendiamo in considerazione come si possa agire direttamente sul bambino durante la gravidanza, utilizzando questo periodo per lavorare al fine di evitare alterazioni precoci nel bambino nell'utero. Oggi sappiamo bene in che modo il bambino può essere "contattato" attraverso il sistema materno: ed è nell'interazione delle due aree fisiologiche (di madre e bambino).

Attraverso le sostanze chimiche, il tono muscolare, il battito cardiaco, la circolazione del sangue, il sistema della madre è in diretto contatto col sistema fisiologico del bambino. Sono le modificazioni a livello fisiologico/neuroendocrino che permettono il concepimento, lo sviluppo del feto, l'espulsione al momento del parto e l'allattamento; ed è tramite il sistema fisiologico che il benessere o malessere della madre, influenzato anche dalle condizioni circostanti, va ad agire sul bambino. Il sistema di comunicazione diretta tra il bambino e il mondo passa attraverso il fisiologico via cavo (il cordone ombelicale), e via parete attraverso l'utero. Solo il piano Funzionale posturale della madre, oltre a quello fisiologico, invia una quota di messaggi direttamente al bambino, ed è quella relativa alla qualità dei movimenti, che possono venire da lui percepiti direttamente nel loro essere bruschi, violenti, a scatto, oppure lenti, morbidi, delicati, potendo così influenzare l'organizzazione del Sé in crescita.

Nella nostra esperienza pluriennale abbiamo incontrato 1.077 donne in gravidanza , alcune di esse sono tornate per il secondo e anche per il terzo figlio; nel follow-up di questa esperienza abbiamo avuto modo di riscontrare che per il 90% delle donne su cui questo lavoro ha agito per un tempo sufficiente (anche se le donne non avevano consapevolezza su quanto andava accadendo nel loro sistema fisiologico), hanno dato alla luce dei bambini definiti sempre "buoni": cioè tranquilli, che dormono, mangiano, piangono relativamente poco; che sono dall'inizio più regolari della norma e trovano presto i ritmi diurno-notturno. E tutto ciò non è solo un sicuro indice di benessere ma rappresenta anche un aiuto nello stabilirsi della relazione positiva tra madre e neonato nel critico periodo iniziale.

Dunque, tanto fino ad oggi si è già fatto, ma il cammino da fare è ancora lungo perché nella sanità italiana siano considerate pienamente persone la mamma ma anche il bambino, in questo evento unico ed emozionante che segna l'inizio di un rapporto e di una vita, e che è molto più di un "parto". Il servizio che svolgiamo rappresenta e rappresenterà, dunque, un punto di arrivo ma anche di partenza in questo importante cammino, che è fondamentale per le nuove generazioni: per creare persone capaci di contatto profondo con i piccoli, e piccoli che iniziano il loro cammino nel mondo con una prospettiva di successo di vita basato non su possesso e sopraffazione ma su valori profondi di rispetto e di amore. (Gargano G., 2017, pp.29-33).

CAPITOLO 3

SOSTEGNO ALLA GENITORIALITÀ

L'importanza di una maggiore attenzione alla costruzione del futuro dell'infanzia

In questo tempo storico, si avverte ancora di più "la profonda necessità di costruire sul futuro, un futuro migliore, realmente diverso: per far vivere i nostri bambini (ma anche gli adulti) in modo più sano, più felice, con più amore, con più rispetto per l'altro e per questo mondo. (…) Oggi sappiamo con grande certezza che i bambini, per svilupparsi e conservare condizioni di benessere e di salute, hanno bisogno che siano soddisfatte determinate condizioni di vita. La vita può esistere solo all'interno di parametri precisi; e non solo dal punto di vista strettamente fisico o chimico (temperatura, umidità, radiazioni), ma anche emotivo, affettivo, relazionale. Questi parametri, queste esigenze, sono (…) i Bisogni fondamentali". (Rispoli, 2021, pp.6-11) I genitori non possono ignorare che questi "Bisogni fondamentali devono essere assolutamente soddisfatti affinché i bambini possano svilupparsi e vivere pienamente." (ibidem p.11).

I genitori devono comprendere che educare i propri figli ed aiutarli a crescere bene è un compito serio, che parte dalla consapevolezza del proprio ruolo che non può prescindere dalla conoscenza dello sviluppo infantile, inteso nella sua globalità, e delle condizioni che lo favoriscono o lo danneggiano, "dobbiamo andare oltre le credenze errate e la confusione. È indispensabile ritrovare chiarezza, e poggiare su solide basi il discorso dell'infanzia, sulla genitorialità, sulla risoluzione dei problemi che oggi sempre di più possono rovinare lo sviluppo dei nostri bambini" (ibidem, p. 11).

Oggi conosciamo che "i Bisogni fondamentali sono le condizioni indispensabili per assicurare una vita positiva, piena di soddisfazioni e di gioia; il vero successo di vita. Sono indispensabili affinché ci sia uno sviluppo sano dell'infanzia, e quindi avere uomini e donne del domani in grado di promuovere i veri valori della vita: contatto, rispetto, solidarietà, condivisione, amore.

Questi sono i valori connaturati negli esseri umani, sempre che non intervengano ostacoli ad impedire la soddisfazione dei Bisogni fondamentali. Se questo accade, avremo persone che sostituiranno ai valori positivi della vita dei surrogati che mortificano la vita, e che producano sopraffazione, violenze, ingiustizie, insensibilità, carenze di contatto e di rispetto. Oggi sappiamo con certezza che la violenza non è insita negli esseri umani, ma è un'alterazione: viene generata a poco a poco, a partire dall'infanzia, in un accumularsi di tante continue situazioni che agiscono proprio contro i Bisogni fondamentali.

Ecco perché i Bisogni fondamentali devono essere assolutamente rispettati e soddisfatti, durante tutta la vita, e a maggior ragione, durante il delicato periodo dell'infanzia. (Ibidem, pp.11-12) Dagli studi che Rispoli (2021) ha condotto, da oltre 40 anni, sui bambini e sui pazienti è emerso che i bisogni sono tutti egualmente importanti, riguardano tutti gli aspetti delle attività dell'uomo, e sono presenti durante tutta la vita. Di seguito si riporta "la 'rosa' dei Bisogni fondamentali:

- Amore
- Sensualità
- Nutrimento Calore
- Percepirsi e Sentirsi
- Curiosità e Conoscenza
- Contatto e Manipolazione
- Progettare
- Movimento
- Espressione
- Espansione
- Essere Contenuto

Ogni bisogno ha la sua importanza, e non deve essere confuso con un altro, o usato per compensare la carenza di uno degli altri. (…).

Oggi sappiamo quali sono le modalità attraverso le quali si concretizzano i Bisogni fondamentali nella vita reale, le modalità con cui ogni piccolo si muove nel mondo, nella relazione con sé stesso e con gli altri: la scoperta è quella delle Esperienze di Base, che non sono esperienze qualsiasi, ma esperienze indispensabili per lo sviluppo dell'infanzia. (…) Le Esperienze di Base del Sé (EBS) si riferiscono a modi di funzionare che sono chiaramente visibili nella vita dei piccoli (ma anche degli adulti); sono presenti in tutte le persone, culture e società.

La cosa più importante è che ci danno indicazioni concrete per comprendere i funzionamenti dei bambini, cosa fare per il loro bene, ma anche per il bene dei genitori e di tutti coloro che hanno a che fare con l'infanzia. (…) Le Esperienze di Base ci fanno comprendere in modo dettagliato e preciso cosa accade ai piccoli nella loro vita e nel rapporto con i grandi, perché hanno caratteristiche reali e concrete che possono essere viste e comprese da tutti. Possiamo allora valutare se restano funzionanti, oppure se si bloccano o si alterano. Sono esperienze fondamentali perché sono loro la fonte di competenze: competenze per la vita, per i rapporti umani, per la propria realizzazione.

Durante l'infanzia, le Esperienze di Base devono essere attraversate positivamente con l'aiuto degli adulti varie volte e in occasioni diverse, così che diventino capacità stabili con cui la persona "viaggerà nel mondo", capacità consolidate che permettano di affrontare in modo efficace le più diverse situazioni di vita. Al contrario, se il mondo degli adulti ostacola, senza volerlo, l'attraversamento di tali Esperienze, il processo non sarà di costruzione, ma di indebolimento, fino allo sviluppo di alterazioni che siamo abituati a guardare come sintomi o problemi." (ibidem, pp.11-14)

Per questo Rispoli (1993, 2004) ha sempre evidenziato nei suoi scritti l'importanza della prevenzione, soprattutto in età evolutiva al fine di intervenire precocemente nelle situazioni già alterate e permettere un sereno e costruttivo scorrere del rimanente periodo evolutivo. L'intervento Funzionale sottolinea che, conosciuti "i dati delle reali condizioni dell'infanzia si possono progettare interventi di prevenzione primaria calibrati sulle condizioni effettive dei bambini, e quindi realmente efficaci. (…) La prevenzione dovrà consistere in un riequilibrio del quadro Funzionale del bambino attraverso le attività più adatte per lui, ma soprattutto attraverso il modo in cui tali attività si svolgono.

L'attività di prevenzione dovrebbe (…) essere normalmente presente nella vita di tutti i bambini (e non solo di quelli cosiddetti "a rischio"); dovrebbe divenire parte integrante di una logica ed una cultura diffuse nella nostra società. (…).

La prevenzione per essere efficace dovrebbe riguardare i seguenti punti:

• Ricostruire quelle Esperienze Basilari del Sé che sono più carenti, e quelle Funzioni che sono più alterate e sconnesse. (…).

• Intervenire su genitori, psicologi, operatori, pediatri, affinché colgano i segnali precoci del disagio molto prima che si arrivi all'esplosione delle patologie (...)

• Aiutare i genitori a comprendere pienamente l'importanza delle Esperienze Basilari del Sé." (Rispoli, 2004, p 302).

Genitorialità e Benessere

Alla luce di quanto detto precedentemente appare chiaro quanto nell'ambito della prevenzione un ruolo fondamentale sia giocato dalle figure genitoriali, e infatti, consapevoli di ciò, le Aziende Sanitarie, per favorire il Benessere nell'infanzia e nell'adolescenza, si sono adoperate per la promozione di percorsi di sostegno alla genitorialità.

I percorsi rivolti ai genitori, per una loro maggiore incisività, devono essere centrati sull'educazione alla genitorialità, con informazioni specifiche sullo sviluppo infantile, sui compiti dei genitori, sui Bisogni dell'infanzia e dell'adolescenza e sulle modalità per soddisfare tali Bisogni, non trascurando i bisogni stessi dei genitori, i loro Funzionamenti e le difficoltà presenti nel vivere il proprio ruolo genitoriale.

Spesso i genitori sentono "stanchezza, senso di svuotamento dovuto alle richieste dei propri figli, senso di inadeguatezza per l'impressione di non dare o non rispondere appropriatamente ai bisogni degli stessi, questi sono tutti stati che allontanano i soggetti dal benessere e dunque da sé. Tutto ciò non permette di sentire adeguatamente gli altri e soprattutto di percepire sé stessi come protagonisti di un efficace scambio nel processo relazionale." (Di Giovanni, Di Paola, 2013 p. 90). "Stretti tra innumerevoli stimoli e norme contraddittorie provenienti dai mass media e le notizie terrifiche della cronaca, con il crescente isolamento dovuto a ritmi di lavoro pressanti ed alla riduzione del numero dei componenti delle famiglie (con conseguente riduzione della possibilità di appoggiarsi agli altri), i genitori vedono proliferare ansie, insicurezze e sensi di colpa e paiono fidarsi sempre meno delle proprie percezioni, emozioni e capacità." (Rispoli, 1999, p.12).

Gli interventi di sostegno genitoriale non possono non tenere conto "degli specifici e tipici disagi dell'essere genitori oggi, in una società che spinge con fretta a ottimizzare le prestazioni, ma non favorisce l'ascolto di sé e dell'altro, ampliando invece la paura e le insicurezze." (Di Giovanni, Di Paola, 2013 p. 89).

Gli incontri formativi per i genitori devono prevedere "momenti teorici ed esperienziali al fine di favorire l'apprendimento stesso e la riflessione sulle modalità personali di Funzionamento. Oggi riteniamo che sia fondamentale riflettere sulle caratteristiche psicologiche dell'adulto, così che egli possa migliorarle, attraverso un percorso di crescita personale che miri a fargli acquisire consapevolezza, in modo tale che, al di là del proprio ruolo e dell'età, sia in grado di gestire le proprie relazioni significative a partire da sé stesso, per poi trasferirle alle nuove generazioni." (Di Giovanni, Di Paola, 2013 p. 89). I progetti Funzionali realizzati finora hanno evidenziato "la necessità di riattraversare quelle EBS che hanno a che fare con la genitorialità, per aiutare padri e madri a confrontarsi con i propri Funzionamenti di fondo e condurli verso un percorso di crescita che li porterà a entrare in contatto con le proprie emozioni, per ampliare e sviluppare la comunicazione e la scoperta di sé e dell'altro utilizzando il movimento, il respiro, le fantasie, le capacità immaginative, le sensazioni, per individuare ciò che favorisce e ciò che ostacola il contatto con se stessi.

Ciò che più facilmente si riesce a lasciare andare e ciò che invece fa sentire in tensione, contratti, poco disposti verso sé stessi e gli altri." (Di Giovanni, Ingoglia, 2012, p. 144). Spesso i genitori, incontrati nei Servizi Sanitari, non sono in grado di leggere disfunzioni e malesseri nei propri figli; diventa, dunque, necessario intervenire affinché imparino a cogliere "i segnali precoci del disagio molto prima che si arrivi all'esplosione delle patologie." (Rispoli, 2004, p 302). Anche nei Ser.T. è stata rivolta particolare attenzione ai genitori, considerato l'importanza che questi hanno nella costruzione del Benessere dei propri figli e nella prevenzione delle dipendenze patologiche. A tal fine da oltre 20 anni molti progetti di prevenzione, attivati dal Ser.T. di Alcamo sono stati rivolti ad oltre un migliaio di genitori (soprattutto mamme), che sono stati coinvolti in numerose iniziative, fra cui i progetti esperienziali "Genitorialità e Benessere", rivolti nel tempo, da chi scrive, a tutto il territorio distrettuale di appartenenza: Alcamo, Calatafimi e Castellammare del Golfo, a cui hanno partecipato 376 genitori.

Con i progetti "Genitorialità e Benessere" si è cercato di rispondere ai bisogni-formativi di padri e madri, realizzando percorsi che, partendo dalla conoscenza dell'individuo visto nella sua interezza, mirano all'attuazione di metodi educativi che favoriscono l'evoluzione armonica del bambino e gli permettono l'attraversamento e la costruzione delle Esperienze Basilari del Sé. In questi progetti i genitori comprendono la necessità di conoscere le EBS, ma anche di riattraversare positivamente quelle relative alla genitorialità, per proporsi successivamente in modo adeguato ai propri figli e soddisfare i loro Bisogni primari. Se i genitori sono i destinatari diretti dei nostri percorsi, i destinatari indiretti sono i figli dei genitori che prendono parte ai nostri progetti, su cui si ipotizzano varie ricadute in termini di qualità delle relazioni e dei funzionamenti familiari.

"La proposta formativa si connota come un percorso teorico-esperienziale, in grado di fornire livelli di formazione/informazione su ciò che produce Benessere e su quali sono quei segnali precoci, predittivi di malessere, che se colti in tempo possono essere facilmente arginati. L'obiettivo fondamentale è quello di fornire un sostegno alla genitorialità, per creare condizioni favorevoli ed individuare e soddisfare i bisogni fondamentali dei figli.

Il laboratorio proposto offre ai genitori l'opportunità di scoprire/valorizzare risorse personali e relazionali utili a promuovere la cultura del benessere. (…)

Obiettivi generali e specifici

Favorire l'acquisizione di conoscenze ed esperienze utili alla comprensione e al potenziamento del benessere psicocorporeo e fornire ai genitori l'opportunità di attraversare positivamente le EBS relative alla genitorialità.

• Aumentare le conoscenze dei genitori concernenti i bisogni della persona, il concetto di Benessere, i Funzionamenti del Sé e le EBS.

• Aumentare le conoscenze dei genitori relativamente allo sviluppo armonico del Sé e dei segnali precoci di alterazione del Sé.

• Migliorare lo stato di benessere generale dei genitori.

• Far attraversare ai partecipanti le EBS relative alla genitorialità.

Teoria

• La Psicologia Funzionale: un modello multidimensionale

- I bisogni della persona e il concetto di Benessere
- L'infanzia
- Stereotipie maschili e femminili. la nascita della violenza e il bullismo
- L'adolescenza
- Il mondo virtuale
- La genitorialità
- Lettura Funzionale della Famiglia" (Faillace, Di Giovanni, Mirrione, 2013, pp. 6-7)

Il percorso Benessere prevede 10 incontri, di 3 ore ciascuno, a cadenza settimanale, dove vengono attraversate le seguenti EBS: Lasciare, Stare, Essere Tenuti, Allentare il Controllo, Sensazioni, Contatto, Aggressione Affettuosa, Vitalità, Forza, Consistenza, Considerati, Condivisione, Tenerezza, Benessere e Continuità positiva. La maggior parte degli incontri è strutturata nel seguente modo: "un primo momento di circa dieci minuti di memoria storica in cui i componenti del gruppo ricordano le attività realizzate nell'incontro precedente, riferendo se queste hanno suscitato pensieri o stimolato riflessioni durante la settimana. Quindi un momento teorico legato all'argomento dell'incontro, realizzato attraverso la lezione frontale, di circa 40 minuti, con l'ausilio di diapositive e/o di video. In seguito, si utilizzano metodologie funzionali che coinvolgono il gruppo per circa novanta minuti (Di Giovanni, Ingoglia, 2012, p. 146).

L'incontro si conclude con la restituzione dei vissuti dei partecipanti e la condivisione nel gruppo del lavoro svolto, moderate dal conduttore. Di seguito viene riportata la descrizione di un percorso-tipo sul tema del sostegno alla genitorialità e della promozione del Benessere rivolto a genitori con figli adolescenti. "Nel primo incontro il conduttore si presenta ai partecipanti; quindi, invita questi ultimi a fare lo stesso attraverso un 'gioco' che favorisce il coinvolgimento e la socializzazione. I genitori sono chiamati a esprimere le proprie motivazioni e aspettative nei confronti dell'intervento e a formulare insieme all'operatore gli obiettivi comuni. Successivamente, il conduttore illustra il percorso formativo necessario al raggiungimento degli obiettivi e si perviene al contratto pedagogico.

Durante il secondo incontro, dopo la memoria storica, viene affrontata la teoria. Si inizia a parlare di Psicologia Funzionale nella sua accezione di modello multidimensionale. Si affrontano i concetti fondamentali della teoria Funzionale, cercando di comprendere il motivo per cui una teoria che guarda alla persona nella sua interezza, in tutti i suoi piani del Sé (cognitivo, emotivo, muscolare, fisiologico), non possa che rivolgersi alla globalità del genitore.

I partecipanti possono capire la necessità di un approccio psicocorporeo e ciò accresce la curiosità dei genitori e, in genere anche la loro disponibilità al coinvolgimento nel lavoro.

Nell'attività pratica si incomincia con il far lasciare i pensieri, allentare le tensioni muscolari, aprire il respiro, sciogliere il collo e le spalle, abbandonare un poco la testa.

Quindi attraverso la sequenza di gruppo "Appoggiarsi", in cui ogni partecipante può riscoprire la piacevolezza di appoggiarsi all'altro, al gruppo, i genitori vengono stimolati a comprendere che tutti hanno bisogno degli altri, anche da grandi. Caricarsi di tutti i pesi, dover fare sempre da soli, genera stress, ostilità, e, prima o poi, conduce a crolli pericolosi per la salute. Anche i bambini esprimono questa richiesta d'aiuto, ma, "se l'aiuto viene sempre legato a dissapori, a critiche, ad arrabbiature, a durezze, se tarda a venire, se è molto diverso da quello che ci si aspetta, se giunge opprimente e indesiderato quando non ve n'è bisogno, allora il bambino finirà per detestarlo, negherà di aver bisogno, e finirà per evitare completamente di chiedere aiuto" (Rispoli, 2004, p.121). Dovrà essere forte prima del tempo, dovrà cavarsela da solo e non potrà più permettersi debolezze e fragilità. Restituire i vissuti dell'esperienza del gruppo aiuta i singoli componenti a riflettere sulle personali modalità di Funzionamento rispetto all'EBS Necessità dell'altro attraversata e successivamente su quelle dei propri figli, trovando, a volte, già dal primo incontro piccole strategie d'intervento d'aiuto da attuare in famiglia.

La possibilità di vivere un'immaginazione guidata sull'EBS Stare conclude l'incontro, con la riscoperta dell'importanza piacevole di un contatto con sé stessi. Nel corso del terzo incontro si discute dei bisogni fondamentali della persona e del concetto di "BENESSERE". I genitori capiscono che il Benessere va inteso come capacità di vivere in pieno le proprie potenzialità, liberare le energie immobilizzate, sviluppare le proprie qualità vitali, raggiungere livelli di vita ancora più soddisfacenti, e che i bambini e gli adolescenti, per crescere e conservare condizioni di salute, armonia e benessere, hanno bisogno che siano soddisfatte alcune condizioni determinanti di vita fisiche, chimiche, ma anche emotive, affettive, relazionali.

Dopo un lavoro di coppia sulla respirazione diaframmatica, si attraversa, l'EBS Fiducia con la sequenza il "Cieco", in cui ogni partecipante a turno viene bendato e condotto dall'altro a esplorare lo spazio, e l'EBS Essere Portati con l'immaginazione guidata Barchetta, lago, rapide, in cui i partecipanti immaginano di venire trasportati da una barchetta lungo un fiume.

Queste due attività stimolano nella restituzione finale una considerazione individuale e di gruppo su quanto non sempre sia facile dare fiducia all'altro e farsi portare. Parallelamente può nascere una riflessione sulla fiducia che i genitori danno ai propri figli, come riconoscimento della loro crescita, pur nella consapevolezza che essi rimarranno sempre una guida sicura per il figlio.

Nel quarto incontro si analizza l'adolescenza. Il conduttore presenta il Diagramma Funzionale dell'adolescenza, illustra lo sviluppo delle Funzione del Sé in questa fase del ciclo di vita ed evidenzia i segnali precoci predittivi di malessere. L'adolescenza viene presentata come una fase della vita in cui "avvengono innegabili cambiamenti, trasformazioni oggettivamente rilevabili, che non si traducono, però, né si identificano con delle patologie; sono piuttosto condizioni caratteristiche di questa fase di vita, coloriture tipiche, modalità specifiche di percezione, prevalenze di determinate sfumature emotive: in definitiva una particolare e caratteristica configurazione del Sé". Le attività pratiche affrontano le EBS Protezione, Sentirsi ed Essere Tenuti. Attraversare queste Esperienze agevola l'ascolto di sé e dell'altro, apre le sensazioni e stimola capacità genitoriali importantissime quali Saper Tenere, Sostenere, Fermare, Proteggere i propri figli.

Durante il quinto incontro si affrontano le stereotipie maschili e femminili, la nascita della violenza e il bullismo. L'obiettivo è far comprendere ai genitori che la violenza e l'illegalità vengono assorbite nel corso dello sviluppo, dall'ambiente circostante, dai modi di essere dei genitori, dai tanti piccoli episodi di illegalità che avvengono nella società, dalla durezza che si respira, dall'idea che ognuno può fare quello che vuole, dal parlare gridando quasi sempre, dal muoversi con durezza, dal non essere ascoltati, dall'essere continuamente bloccati. Ed è su questo che bisogna agire per cambiare e recuperare davvero i funzionamenti sani che garantiscono la legalità, la solidarietà, la non violenza. Successivamente il gruppo viene portato a vivere l'Allentamento del Controllo.

Attraverso attività di movimento e di immaginazione guidata, si lavora per aprire ulteriormente le sensazioni e successivamente con la sequenza di gruppo "Amebe" i genitori sentono la piacevolezza del contatto per il contatto, un contatto che non ha altro scopo che il contatto. "Il Contatto è un flusso di sensazioni che passano dall'uno all'altro e che l'organismo assorbe in modo pieno e aperto" (Rispoli, 2004, p.88).

L'Esperienza vissuta favorisce nei partecipanti la consapevolezza che "il Contatto profondo può aiutarci a capire l'altro nella sua essenza più vera; può essere la base su cui costruire un affetto e un amore profondi; può essere il cemento che lega le amicizie più sincere e durature. Dovrebbe essere il tessuto portante del rapporto tra genitori e figli" (ivi, p.91). Dopo aver fatto discutere i genitori sul contatto, il conduttore può stimolare la riflessione sulle sensazioni e sottolineare l'importanza di una educazione sensoriale. Spesso i ragazzi hanno le sensazioni alterate, chiuse, e la trasgressione, la ricerca del rischio, l'uso di sostanze possono essere lette come una spasmodica ricerca per sentire di più, per sentirsi.

Nel sesto incontro viene affrontato il concetto di "realtà virtuale", si analizzano i problemi relativi all'abuso di TV, videogiochi, telefonini, computer, Internet, già presenti in molti ragazzi come vere e proprie alterazioni funzionali. L'attività laboratoriale vede i genitori impegnati in attività di vitalità, gioco, gioia, aggressività affettuosa finalizzate alla riflessione sulle modalità di relazione attivate in famiglia.

Durante il settimo incontro si affronta la tematica della genitorialità, evidenziandone funzioni e compiti specifici. Successivamente il gruppo attraversa le EBS Forza e Consistenza.

Il conduttore porta i genitori a sentire la Forza Calma. "Spesso poco valorizzata, la Calma nell'espressione della Forza è un elemento che invece gioca un ruolo fondamentale; attraverso la Calma si possono realizzare gli obiettivi desiderati ben più efficacemente che attraverso la rabbia e l'agitazione.

La serenità accoppiata con la determinazione trasmette molto più intensamente agli altri senso di sicurezza, volitività, necessità di andare in una certa direzione, positività delle decisioni da prendere" (ivi, p.150). I genitori possono comprendere l'importanza della Forza per l'adolescente e della Forza calma per il genitore nella relazione con i figli di questa fascia d'età. Con l'immaginazione guidata "La Statua", attività in cui si immagina di entrare in un museo e vedere la propria statua, i membri del gruppo possono percepire che qualcosa si va modificando in loro, avvertono spesso un cambiamento nella loro consistenza, una stima di sé accresciuta, una presenza diversa, una sicurezza che non avevano mai sperimentato, un'immagine di sé modificata.

L'ottavo incontro è dedicato alle problematiche familiari. Il conduttore presenta il Diagramma Funzionale della Famiglia, spiegando le modalità di funzionamento dell'organismo famiglia. Per comprendere meglio queste modalità e affinarle nei genitori viene attraversata l'EBS Essere Considerati.

Un figlio ha bisogno di Essere Visto, "lo sguardo del genitore è 'nutritivo' e rassicurante, ma per esserlo deve essere scevro da ansia, da imposizioni, da critiche eccessive." (ivi, p.123). Un adolescente ha anche bisogno di Essere Ascoltato in tutto quello che dice; Essere Capito, nei suoi modi di vedere e ragionare, Essere Valorizzato nei passi in avanti e nelle capacità che manifesta.

Nel nono incontro si affrontano le EBS Continuità Positiva e Tenerezza. Con la sequenza "Tenerezza" i genitori percepiscono quanto mantenere aperta la Tenerezza in famiglia sia di basilare importanza. "Non ci potranno essere soddisfacenti relazioni affettive se finisce per prevalere la durezza. È la Tenerezza che è alla base dei veri valori della vita, che crea armonia, serenità, unione (ivi, p.116)" (Di Giovanni, Ingoglia, 2012, pag. 147-150).

Nel decimo incontro effettuato dopo alcune settimane si dà

una restituzione al gruppo anche, laddove sia stata data autorizzazione, attraverso un filmato che raccoglie video e foto realizzati durante lo svolgimento delle attività proposte. È un momento di considerazioni finali sull'esperienza e di verifica comune del raggiungimento degli obiettivi prefissati durante il contratto pedagogico iniziale.

La risposta dei genitori ai percorsi su Genitorialità e Benessere, negli anni, "è sempre stata positiva e molti hanno sottolineato che le informazioni ricevute hanno favorito l'elaborazione di nuovi orizzonti educativi. Nello specifico i percorsi esperienziali hanno sempre raggiunto il 100% di gradimento e tutti gli obiettivi stipulati, nel Contratto Pedagogico con i genitori, sono stati sempre perseguiti con grande soddisfazione dei partecipanti, inizialmente increduli che in 30 ore di lavoro complessivo potessero essere conquistati i traguardi prefissati. I genitori hanno spesso sottolineato che il percorso aveva aperto in loro nuovi canali percettivi ed emotivi, favorendo una maggiore conoscenza e gestione di sé, inoltre l'avere riaperto il Benessere li rendeva maggiormente disponibili alla relazione con i figli, all'ascolto, all'attenzione di ciò che nei propri figli non è Benessere e ad attivarsi per stimolare e favorire in famiglia Modalità di Funzionamento positive." (Di Giovanni, 2018, p. 11).

L'attraversamento del percorso nella sua complessità ha sempre stimolato nei genitori partecipanti l'acquisizione di uno stato di benessere generale ed una riflessione costante sulle loro modalità comportamentali e relazionali nei confronti dei propri figli.

Le risposte ai Questionari di Valutazione hanno evidenziato che i genitori avevano appreso ciò che deve essere la condizione di Benessere in età evolutiva e quelli che sono i segnali precoci di alterazione del Sé. L'osservazione diretta del comportamento dei genitori e del grado di coinvolgimento nel lavoro, le verbalizzazioni in itinere e le riflessioni finali dei partecipanti concernenti l'attraversamento dell'esperienza, hanno sempre fatto emergere: la positività del confronto fra genitori, la convinzione che l'esperienza vissuta è stata utile e che i temi trattati sono stati interessanti, la consapevolezza di sentirsi più sicuri come genitori, lo scoprirsi più sereni con sé stessi, più capaci di ascolto con i figli, più pronti ad affrontare le difficoltà e a discuterne con la famiglia. In ogni gruppo genitori attivato, il 100% dei partecipanti oltre ad ave gradito l'esperienza, la rifarebbe e la consiglierebbe ad altri.

Percorsi di sostegno alla genitorialità per genitori con tossicodipendenze.

Premessa

All'interno dal Ser.T. D.14 dell'ASP 6 Palermo la Dottoressa Maria Ciraso, Educatore con formazione Funzionale ha organizzato progetti rivolti a genitori tossicodipendenti.

"L'esperienza condotta al Ser.T. con le famiglie ci ha permesso di osservare nei genitori dei nostri utenti, aspetti disfunzionali che riteniamo significativi nell'insorgere di disagi, quali per esempio le dipendenze patologiche. Questa constatazione ci ha spinto a formulare l'ipotesi che i genitori dei nostri utenti non hanno attraversato pienamente alcune Esperienze di Base

L'ipotesi di grande interesse che ha guidato il nostro progetto è –come abbiamo detto– che i genitori dei nostri utenti hanno proposto e ripropongono ai propri figli una relazione che è punteggiata di episodi "carenzianti": il che impedisce loro di assumere un adeguato ruolo genitoriale. Naturalmente tutto questo vale per i nostri utenti tossicodipendenti che sono o diventano genitori.

Finalità del progetto

Conoscere i bisogni fondamentali del bambino e l'importanza di soddisfarli sin dalla nascita, può rendere possibile a tutti i genitori, ma soprattutto a genitori tossicodipendenti, recuperare le EBS carenti nella loro vita; e creare così i presupposti per un rapporto genitoriale sano e indispensabile per una crescita armonica dei figli.

Sostenere i genitori nella delicata fase della prima infanzia, cioè prima che il Funzionamento di base si possa alterare, significa realizzare una prevenzione primaria i cui attori sono appunto le figure di riferimento principali del bambino. L'idea del progetto che qui presentiamo consiste nel proporre ai genitori tossicodipendenti con figli in età da 0 a 10 anni l'opportunità di attraversare alcune Esperienze Basilari del Sé. La finalità del progetto è duplice: da un lato la tutela dei genitori attraverso un lavoro sulle competenze genitoriali e una riflessione sul proprio disagio, dall'altro la tutela dei minori attraverso la promozione del benessere dei genitori con un contenimento, quindi, del rischio di disagio futuro.

Obiettivi

• Creare uno spazio per i genitori che possa aiutarli a riconoscere i propri bisogni e i bisogni dei figli per aiutarli e sostenerli nel loro ruolo genitoriale.

• Creare un'occasione di attraversamento esperienziale su alcune EBS per il proprio benessere e per il benessere dei figli.

• Creare uno spazio di apprendimento sui Bisogni Fondamentali e sulle EBS.

• Dare ai genitori un'occasione di crescita e di confronto con altri genitori.

Metodologia

La metodologia seguita fa riferimento all'approccio

Psicoeducativo e all'approccio Funzionale.

Si prevedono due livelli: informativo e formativo.

Livello informativo

Il livello informativo prevede la trattazione di temi volti a fornire informazioni sui Bisogni Fondamentali della persona, sulle Esperienze Basilari del Sé, e quindi sullo sviluppo evoluto del bambino.

Livello formativo

Prevede un attraversamento esperienziale con tecniche psico-corporee Funzionali, condivisione del vissuto e restituzione in termini teorici di quanto emerso durante l'incontro. Alla fine di ogni incontro verrà rilasciata ai partecipanti una dispensa sull'argomento trattato.

Tempi

5 incontri a cadenza settimanale

Ogni incontro della durata di due ore è stato svolto in orario pomeridiano.

Destinatari

Il progetto si rivolgeva ad un gruppo di 10 genitori con figli in età compresa da 0 a 10 anni.

Temi degli incontri

1° incontro

- Presentazione del progetto

- Brainstorming sui bisogni fondamentali e riferimenti teorici

- Fondazione del gruppo

2° incontro

- Sviluppo socioaffettivo

- EBS Lasciare, EBS Stare

- EBS Sensazioni

- EBS Contatto

3° incontro

- Stili educativi

- EBS Tenerezza

- EBS Protezione

- EBS Essere Considerati

4° incontro

- EBS Essere Tenuti e Contenuti. Holding

- EBS Essere Nutriti

- EBS Essere Visti e Valorizzati

5° incontro

- EBS Consistenza

- EBS Forza

- EBS Autonomia

- Riflessione sul progetto (Ciraso, 2018, p.95-97)

"Conclusioni del Corso"

L'esperienza, anche se breve, si è rivelata ricca e complessa, sia per i genitori che hanno partecipato sia per noi operatori in quanto abbiamo avuto la possibilità di vedere un aspetto nuovo dei nostri pazienti tossicodipendenti, cioè l'essere genitori, e quindi un aspetto che normalmente nel contesto ambulatoriale viene meno attenzionato.

La grande scommessa (…,) è stata quella di essere riusciti a stimolare nei genitori tossicodipendenti l'acquisizione di una modalità diversa di essere genitori, sentire i Funzionamenti su sé stessi e poterli guidare e sviluppare con maggiore consapevolezza e responsabilità anche nei propri figli. I genitori partecipanti al progetto hanno appreso un'iniziale capacità a sentirsi e percepirsi, punto nodale della problematica della tossicodipendenza. Per poter ascoltare i bisogni dei figli è necessario, in primo luogo, imparare ad ascoltare i propri.

Il gruppo è stato il luogo che ha consentito di aprire una dimensione collettiva di riflessione e condivisione, oltre che del proprio modello educativo, del proprio vissuto problematico e di come questo influenzi la relazione educativa. Infatti, la riflessione all'interno del gruppo spesso si è sviluppata sull'importanza del benessere psicofisico dei genitori: uno stato emotivo sereno all'interno dell'ambiente familiare consente ai figli il soddisfacimento di Bisogni Fondamentali che garantiscono una crescita sana e lo sviluppo di una sicurezza di base necessaria per affrontare e sviluppare una vita sociale equilibrata.

Per i genitori il potersi raccontare, riflettere sulla loro storia, sul modello genitoriale ricevuto che inevitabilmente hanno assorbito e che passano ai figli, li ha aiutati a definirsi più chiaramente come individui, come coppia e come genitori. L'attraversamento di alcune Esperienze di Base, inoltre, ha consentito loro di riacquisire delle capacità ma anche di avere accesso alle risorse personali spesso occultate da vissuti di inadeguatezza. Molto utile è stata ritenuta dai genitori la piccola dispensa che abbiamo distribuito alla fine di ogni incontro; infatti, il restituire in termini scritti i contenuti trattati ed esperiti nell'ambito degli incontri ha permesso un approfondimento successivo dei temi, come una sorta di prescrizione poi discussa e chiarita, in caso di dubbi, durante l'incontro successivo. I risultati ottenuti ci hanno permesso di ipotizzare la riproposizione di un progetto di più lunga durata (…) con un'articolazione che potrà coinvolgere anche i figli in due spazi di gruppo compresenti (la coincidenza degli orari favorirebbe la partecipazione dei genitori), e che potrà consentire ai figli l'attraversamento delle stesse Esperienze di Base che nella sala accanto i genitori attraversano, realizzando così quella reciprocità tra il benessere dei genitori e il benessere dei figli premessa fondamentale del nostro lavoro.

Ciò consentirà di lavorare per il raggiungimento di un duplice obiettivo:

• Sostenere i genitori nel loro ruolo genitoriale, aiutandoli a riconoscere i bisogni propri e quelli dei figli;

• Sostenere i bambini nella loro crescita, aiutandoli ad attraversare alcune Esperienze Basilari del Sé, e favorire l'espressione e l'acquisizione di capacità che producono benessere. Questa nuova modalità - riteniamo - potrà ancora di più facilitare la relazione genitori-figli, così come potrà favorire uno scambio di importanti informazioni tra i componenti dell'equipe del Ser.T. che lavorano nel progetto. (Ciraso, 2013, pp.105-106).

CAPITOLO 4

PERCORSI DI RIEQUILIBRIO

La necessità di una valutazione precoce delle alterazioni del Sé

Alla luce di quanto detto nei capitoli precedenti si comprende quanto sia fondamentale intercettare durante tutta l'età evolutiva i segnali, le 'tracce' lasciate da Esperienze primarie non positive, che "si ritrovano in tutte le Funzioni psicocorporee, come prodomi precoci di patologie e problemi. Esplosioni di malattie, problemi comportamentali, difficoltà sociali, insuccessi scolastici, disturbi del linguaggio, bullismo, rischi di tossicodipendenza, non sorgono mai improvvisamente, ma sono l'evoluzione di alterazioni già da molto tempo in atto. Non sono (…) "i sintomi" che devono venire presi in considerazione per uno screening precoce e approfondito, non sono solo le alterazioni patologiche evidenti, ma un insieme di fattori: elementi che possono anche essere sottili e profondi, ma che noi oggi siamo in grado di rilevare con sufficiente precisione.

È possibile, così, fare previsioni abbastanza attendibili sul rischio di disturbi futuri, e formulare ipotesi, anche sul tipo di disturbi che potranno intervenire, su quale versante essi si potranno presentare. (…).

I segni precoci che possono darci conto del Funzionamento complessivo (…) sono numerosi, non sempre evidenti, e spesso molto differenti da quelli che tradizionalmente vengono presi in considerazione (proprio perché antecedenti ai disturbi veri e propri). Inoltre, i segni precoci devono riguardare, per avere una certa capacità predittiva, necessariamente tutti i livelli di Funzionamento dell'Organismo, tutti i piani del Sé, in una visione multidimensionale e complessiva." (Rispoli, 2004, pp. 299-300).

Di seguito si riporta la tabella di supporto per le osservazioni delle alterazioni precoci del Sé in età evolutiva (Ibidem, p.301).

Movimenti	Caratte-ristici	Incontrollati		
Modelli del movimento	Lenti	Bruschi	A scatti	Veloci
Tono muscolare	Ipotono	Ipertono		
Posture abituali	Spalle	Testa	Schiena	
Respiro	Toracico	Diaframmati-co		
Vegetativo	Mani	calde	fredde	Sudate
	Simpati-cotonia	Frequenza cardiaca	Vagotonia	
Allentamen-to del Controllo	Capriole	Tuffi	Guizzi	
Stare	Capacità di lasciare			
Essere Tenuti	Essere presi	Assorbire		
Soglie percettive	Dolore	Insensibilità		

Voce	Aperta	Chiusa	Roca	
Sguardo	Vivo	Opaco	Contatto occhi-occhi	
Linguaggio	Vivace	Ricco	Povero	Creativo
Fantasie	Aperte	Stereotipate		
Giochi	Disegni	Racconti		

Anche in adolescenza vanno attenzionate le precoci alterazioni del Sé, ma soprattutto come, in tutta l'età evolutiva vanno "preservate quelle che noi definiamo Esperienze Basilari del Sé, cioè i mattoni della vita, le basi profonde della nostra esistenza. (…).

Bisogna che le Esperienze Basilari del Sé siano 'positive' anche in adolescenza, esperienze quali: il poter essere contenuti e protetti, il lasciarsi andare, l'essere amati, l'essere visti, il contatto, il movimento, la curiosità e la conoscenza, tanto per fare alcuni degli esempi più significativi. Ma se queste Esperienze sono state carenti già nell'infanzia ed hanno lasciato esiti negativi, su cui vanno ad innestarsi, allora sì patologicamente, le disarmonie momentanee della adolescenza, bisogna intervenire più direttamente per riequilibrare le disfunzioni del Sé prima che si traducano in sofferenze troppo grandi e in disturbi drammatici e pericolosi". L'adolescenza è un periodo "delicato e importante nella formazione della persona (con i pericoli di strutturazione di violenza e di devianza sociale, di nascita di situazioni di dipendenza patologica, esordi di psicosi).

Il Funzionalismo Moderno sottolinea che in questa fase di vita avvengono innegabili cambiamenti, trasformazioni oggettivamente rilevabili, che non si traducono, però, né si identificano con delle patologie; sono piuttosto condizioni caratteristiche di questa fase di vita, coloriture tipiche, modalità specifiche di percezione, prevalenze di determinate sfumature emotive: in definitiva una particolare e caratteristica configurazione del Sé." (Di Giovanni, Faillace, 2014, p.18)

Percorsi Benessere in Adolescenza

Nell'ambito delle attività di prevenzione rivolte agli studenti degli Istituti d'Istruzione Secondaria Superiore del territorio, il Servizio per le Dipendenze Patologiche di Alcamo ASP n°9 TP dal 2001 organizza, tramite la pedagogista del servizio Dott.ssa Caterina Di Giovanni, progetti finalizzati all'intercettazione precoce di alterazioni del Sé e alla promozione di percorsi psico-corporei di riequilibrio, che permettono un ritorno al Benessere, secondo l'ottica del Neo-Funzionalismo.

La valutazione dei partecipanti di questi progetti (ad oggi raggiunti oltre 500 adolescenti in attività di gruppo) ha sempre evidenziato delle alterazioni nei Funzionamenti del Sé, che attraverso i laboratori Funzionali sono state riarmonizzate. Nei laboratori si interviene per favorire un riequilibrio di tutta l'organizzazione Funzionale del Sé. Vengono riaperti Funzionamenti che erano chiusi, stereotipati, limitati e scollegati. E nello stesso tempo vengono riattraversate e recuperate le Esperienze Basilari, che così ritornano a far parte del bagaglio permanente di capacità della persona (Rispoli, 2004). Si riporta di seguito l'esperienza Funzionale di 50 adolescenti (17-19 anni), frequentanti le classi quarte di un Istituto superiore del territorio di pertinenza del Ser.T. di Alcamo ASP n°9 TP, che hanno aderito ai laboratori di riequilibrio ed a cui è stata somministrata la Scheda di Valutazione prima e dopo l'esperienza, avvenuta durante l'anno scolastico 2017/2018.

La Valutazione Funzionale dei 50 adolescenti ha rilevato molte problematicità. Per una verifica più obiettiva del lavoro vengono, però, esaminate solo le valutazioni dei soggetti presenti almeno al 75% di tutto il percorso formativo (n°28 studenti).

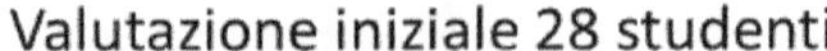

Il grafico n° 1 evidenzia che nella valutazione degli adolescenti sono stati rilevati solo il 38% di risposte positive agli items A+B, indicatori di un Funzionamento adeguato.

Grafico n°2

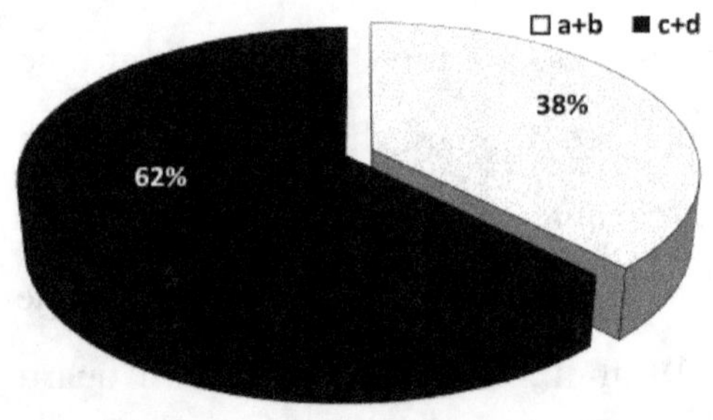

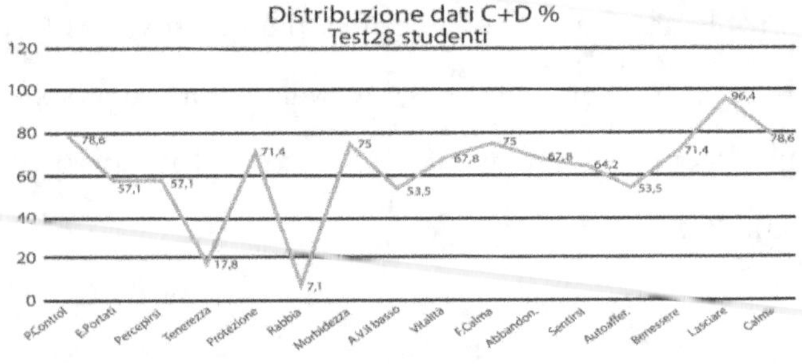

"L'osservazione dei valori C+D (vedi grafico n° 2), indicatori delle alterazioni Funzionali del Sé, ha evidenziato che il 96,4% degli studenti esaminati ha difficoltà a Lasciare, mentre il 78,6% ha un elevato Controllo e non riesce ad andare in uno stato profondo di Benessere. Il 71,4% dei ragazzi valutati presenta delle paure e non sa eseguire una Respirazione diaframmatica profonda. Problematici risultano molti Funzionamenti di Fondo, mentre appare positiva l'EBS Tenerezza, ma soprattutto più come valore che come espressione. Infatti, il 75% dei partecipanti al progetto non riesce ad aprire la Morbidezza e non ha la Forza Calma.

Un confronto con valutazioni precedenti effettuate dal 2001 al 2008 evidenzia un incremento delle alterazioni del Sé. I ragazzi incontrati a scuola, negli ultimi anni si mostrano un po' diversi dai loro coetanei di 10-15 anni fa. Apparentemente più autonomi e capaci di un rapporto più paritario con l'adulto, di fatto appaiono più fragili e insicuri. Considerati gli aspetti emergenti si è programmato un progetto formativo con potenzialità di riequilibrio, per cui si è preparato un percorso esperienziale che prevede l'attraversamento di EBS efficaci per la riapertura del Benessere di questi studenti.

ESPERIENZE BASILARI DEL SE'
Attraversate

•Lasciare •Fiducia •Stare •Benessere	•Benessere •Abbandonarsi all'altro •Essere Portati	•Benessere •Essere Protetti •Sensazioni •Essere Presi	•Sensazioni •Contatto •Allentare il Controllo
•Giocare •Contatto •Essere Nutriti •Essere Contenuti	•Sentirsi •Allentare il Controllo •Essere Tenuti	•Aggressione Affettuosa •Forza •Consistenza	•Tenerezza •Benessere

I partecipanti hanno mostrato un grande interesse per il lavoro proposto di complessive 30 ore a cui hanno volontariamente aderito. Gli studenti incontrati nei laboratori, già al primo incontro, hanno scoperto con stupore la possibilità di un Appoggio e hanno incominciato a sentire la piacevolezza di Stare." (Di Giovanni, 2018, p.12-13).

Sin dall'inizio hanno espresso una grande Fiducia nei confronti della Pedagogista che conduceva gli incontri e, riconoscendola come vera adulta in grado di Saper Vedere, Ascoltare, Capire, Considerare hanno potuto Lasciare e si sono fatti Portare e, come si evince dal grafico n° 3, i valori A+B, indicatori di buon funzionamento, all'item n° 2 si attestavano al Test iniziale al 43%, mentre al R-Test raggiungevano il 100% espressione di capacità nell'E.B.S.: Essere Portati.

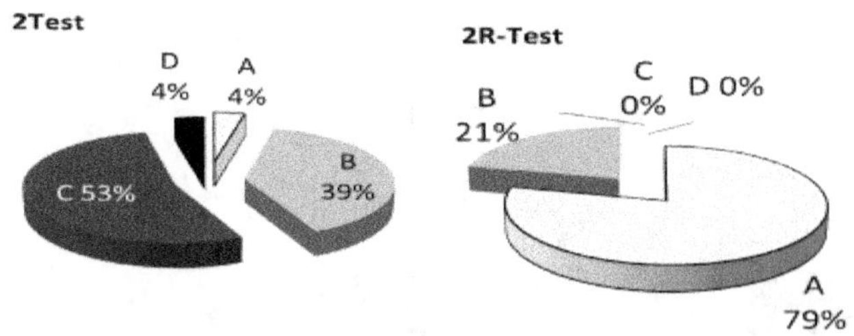

Spesso gli adolescenti hanno un rapporto conflittuale con i genitori o le figure adulte, specie se autoritarie. Ma l'atteggiamento autorevole e accogliente della conduttrice e la metodologia direttiva del percorso hanno suscitato nei ragazzi una risposta molto positiva, che essi hanno espresso con grandissima serietà, attraverso la puntualità, una frequenza costante, un impegno organizzativo maggiore per lo studio e soprattutto un grande coinvolgimento. Frase tipica che veniva da molti ripetuta: "oggi sono qua… non potevo perdermi l'incontro, questo è uno spazio per me!".
(Ibidem, p. 13)

Durante il percorso gli adolescenti hanno riaperto le Sensazioni, sperimentato il piacere di entrare in Contatto e compreso che è necessario conoscere gli altri al di là delle apparenze; hanno scoperto il Benessere come possibilità di percepirsi adeguatamente (capacità visibile prima soltanto nel 43% dei partecipanti, che successivamente alla fine dell'esperienza è risultata presente nel 75% degli studenti valutati, come si evince dal grafico n° 4) e di aprirsi alla relazione.

Grafico n°4

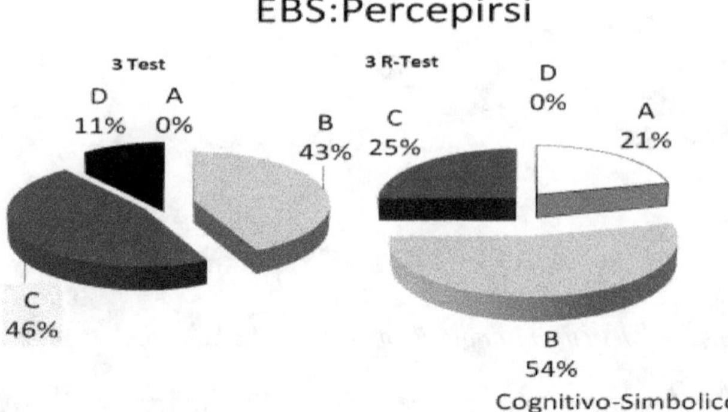

I ragazzi hanno incominciato a prendersi cura di sé stessi e degli altri, il 93% dei partecipanti ha acquisito la Respirazione diaframmatica (grafico n°5) e l'86% la capacità di allentare la tensione muscolare (grafico n°6).

Grafico n°5

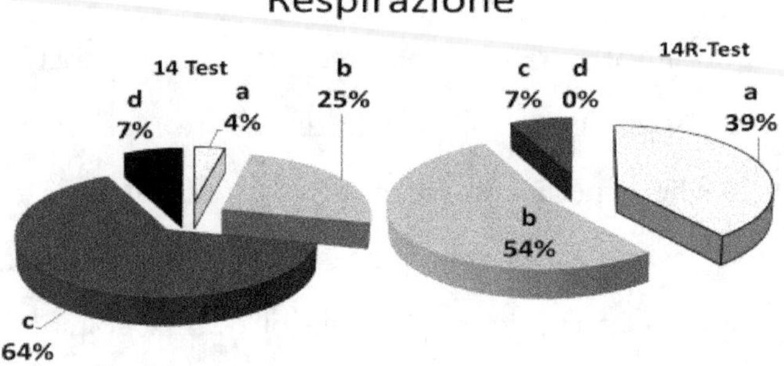

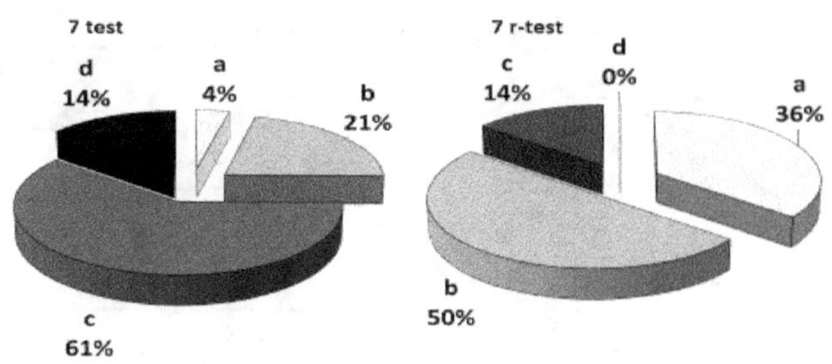

Nel tempo si sono modificati dei Funzionamenti di fondo ben evidenziati (grafico n° 7) nel confronto dei valori assoluti della Distribuzione dei dati relativi alla valutazione iniziale e alla verifica finale dove i valori C e D espressivi di alterazioni del Funzionamento del Sé, sono marcatamente visibili negli istogrammi del grafico della prima valutazione e tendono a scomparire quasi del tutto nella verifica alla fine del percorso.

Diametralmente opposti i valori A e B indicativi di un adeguato Funzionamento di Fondo, che poco presenti nel Test iniziale diventano quasi prioritari nel R-Test.

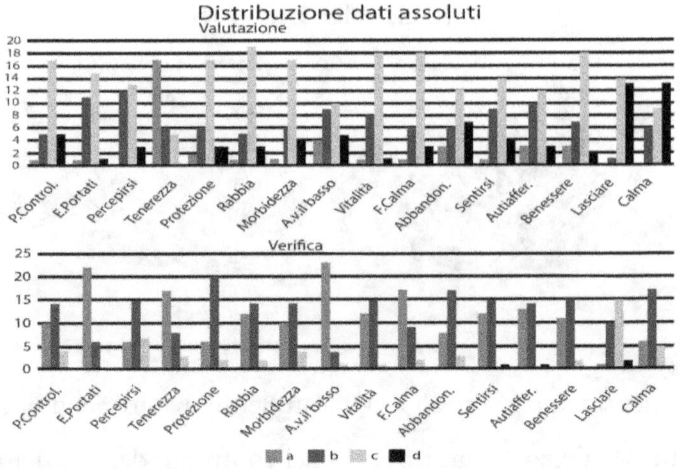

Questa trasformazione è maggiormente evidenziata nel grafico n° 8 dove si evince il confronto della distribuzione dei dati C+D, indicatori di alterazioni, valutati prima e dopo il Percorso Benessere. Fra i dati emergono la scomparsa dei valori C+D agli item E. Portati e Rabbia e la notevole diminuzione di questi valori alterati agli item Lasciare, Calma, Benessere, Perdere il Controllo.

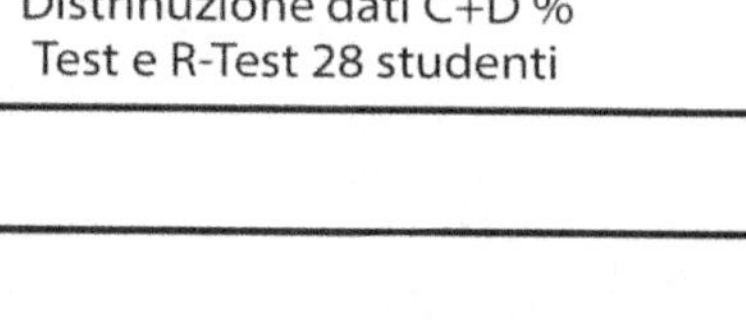

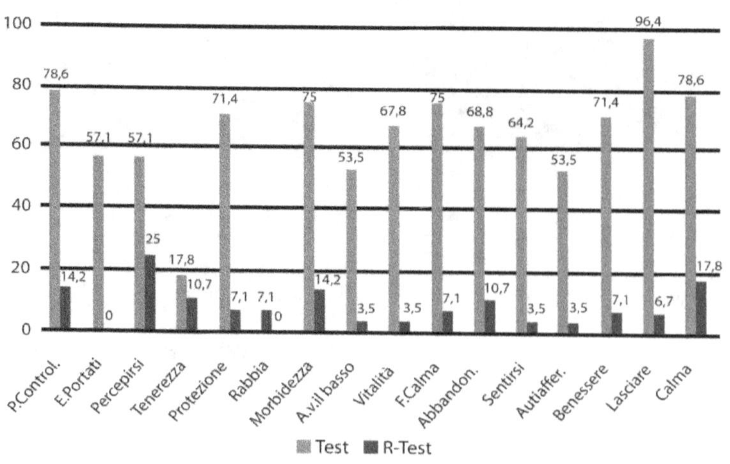

"*Da adultizzati insicuri, come erano arrivati, gradualmente, attraversando l'Aggressione affettuosa, incominciando a sciogliere la Rabbia, diventando più veri, i partecipanti hanno tirato fuori la Forza Calma, (vedi grafico n°9) la Voce, l'Assertività, la Consistenza sino a diventare Fieri di sé e potersi sentire ancora adolescenti, che possono scegliere, che possono dire no, che vogliono essere considerati per quello che sono*" (Ibidem, p 13).

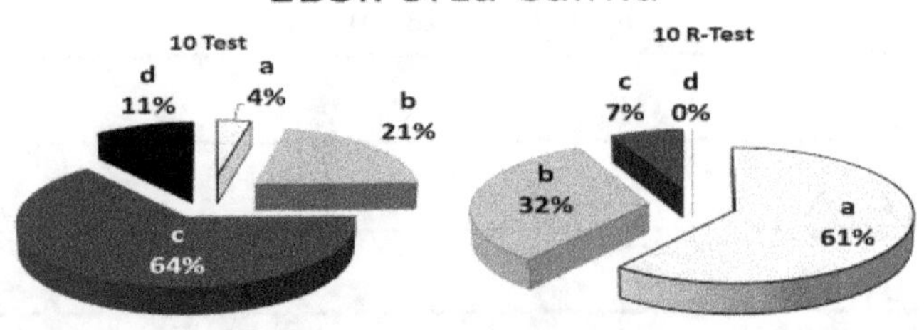

Nelle riflessioni conclusive alla fine del percorso, i ragazzi hanno riferito che erano in parte consapevoli del loro cambiamento e che a volte se ne erano accorti anche i loro amici, i genitori o i professori e sentivano che era cambiato il loro stato Profondo di Benessere (vedi grafico n° 10).

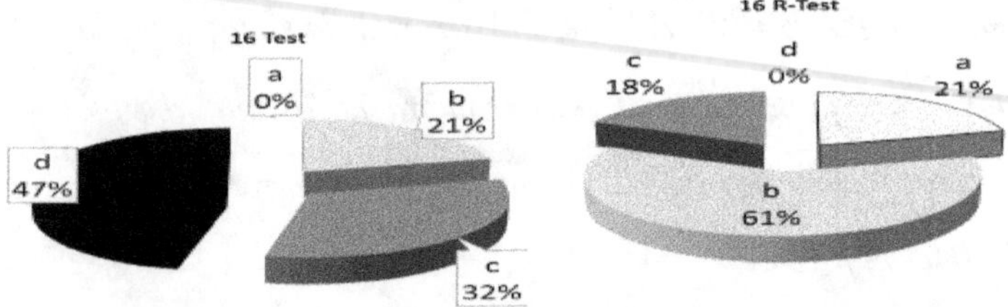

Nel grafico n° 11 è possibile osservare l'evoluzione riscontrata negli adolescenti alle prove di verifica, i valori

"C+D" rilevatori di alterazioni sono notevolmente diminuiti, mentre sono aumentati quelli "A+B" indicatori di Armonia, Benessere e Funzionamento positivo del Sé.

Grafico n° 11

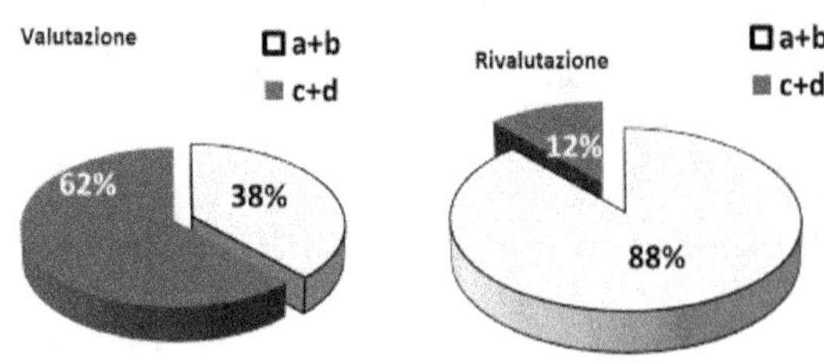

Alla domanda cosa avete appreso in questo percorso i ragazzi scrivono:

- *Ho imparato a conoscere ed a fidarmi con tutti i sensi";*

- *"A non avere timore di non essere all'altezza e che si può chiedere aiuto";*

- *"Ho capito che non c'è niente di male a cercare un appoggio";*

- *"Che nel mondo vi è la possibilità di poter contare su qualcuno e che chiedere aiuto può essere motivo d'orgoglio"*

- *"A lasciarmi andare di più, ad osare";*

- *"Ho più consapevolezza di me";*

- *"Ho imparato a conoscere di più il mio corpo, la mia forza, a fidarmi di più degli altri ed a non stare sempre chiusa nel mio mondo";*

- *"Ho iniziato ad essere fiera di me, più sicura, a camminare con le spalle diritte*";

- "*Ho imparato che la fiducia non è sempre mal riposta*";

- "*Anch'io ho il diritto di essere aiutata e considerata*";

- "*Ho acquisito più sicurezza*";

- "*È stato utile per comprendere che possiamo capire e scegliere ciò che ci fa bene*";

- "*Che potrei stare in un gruppo*";

- "*Che non sono così male come a volte penso*";

- "*È diminuita l'ansia*";

- *Ho appreso che l'eccessivo controllo inibisce il confronto diretto e sincero con gli altri*";

- "*che non bisogna mai giudicare dalle apparenze. Nonostante io conoscessi solo poche persone, mi sono sentita come a casa*";

- "*Ho imparato a non vergognarmi davanti alle persone che non conosco*";

- "*È un'esperienza che aiuta a crescere, a sentirsi bene con sé stessi, e a diventare più sicuri di sé*;

- "*Mi ha aiutato molto a perdere il controllo quando non c'è bisogno di averlo e ad utilizzarlo quando invece serve*"

- *Ho imparato che la leggerezza è importante in alcuni momenti, in altri no*";

- "*Ho migliorato la mia respirazione*";

- "*Mi ha reso meno asociale, perché di solito scelgo selettivamente con chi parlare o passare del tempo*";

- "*Il contatto con gli altri mi ha fatto sperimentare qualcosa di nuovo, visto che non è più molto presente fra i giovani";*

- *"Ho imparato ad immaginare con più scioltezza, ad avere maggiore contatto fisico con le persone a me care, ad esprimere ciò che provo senza preoccupazioni e con sincera leggerezza";*

- *"Ho appreso la bellezza di stare e di far parte di un gruppo e ad apprezzare gli altri nelle piccole cose";*

- *"Ho appreso che la vita è una lunga strada:*

quando c'è tempesta bisogna trovare un riparo, un appoggio, un po' di protezione; quando si incontrano difficoltà o pericoli da affrontare bisogna fare uso di tutta la forza che abbiamo; ma quando c'è bel tempo ed è tutto tranquillo si può anche riposare, allentarsi e diventare leggeri come una piuma.".

È interessante sottolineare che frasi del genere le abbiamo sentite in tutti gli anni di lavoro Funzionale con gli adolescenti, del resto gli obiettivi programmati sono sempre stati raggiunti e la diminuzione dei valori C+D si è sempre notevolmente verificata nel corso degli anni come si può notare nel grafico n° 12 dove vengono messi a confronto i dati di alcuni gruppi valutati nel corso di alcuni anni.

Grafico n° 12

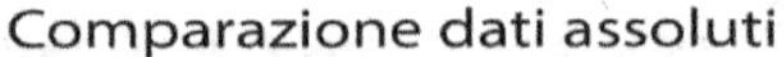

Comparazione dati assoluti

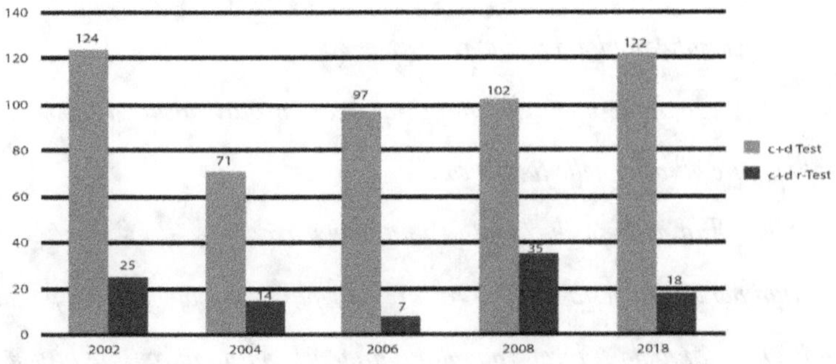

CAPITOLO 5
PERCORSI TEMATICI

Benessere Donna

Fra le attività proposte, dal Ser.T. di Alcamo, sempre tramite la pedagogista Dott.ssa C. Di Giovanni, particolare adesione hanno ricevuto quelle rivolte alle donne. Le donne sono più disponibili degli uomini a mettersi in gioco, i nostri gruppi hanno sempre avuto una prevalenza di presenza femminile. Le donne spesso sono portatrici di tanta angoscia, reggono tanti pesi…. e molte volte necessitano di aiuto. Negli occhi delle donne incontrate nei servizi sanitari, si legge di frequente tanto dolore, che richiama alla mente di chi osserva, i tanti patimenti, le umiliazioni, le discriminazioni e a volte… tutto il male del mondo. Si incontrano donne che soffrono, ma soprattutto donne che piangono senza lacrime e senza far rumore!

"Al Ser.T. arrivano varie donne, alcune hanno problemi relativi alla dipendenza patologica, altre sono madri, mogli, figlie, sorelle di nostri utenti; molte arrivano al servizio per partecipare ai progetti di prevenzione, reclutate nella scuola dei loro figli, o nei progetti territoriali della L.328 o autonomamente, perché consigliate da un'amica che ha già fatto l'esperienza. Osservando queste donne, emergono alcuni elementi di alterazione conclamata, che si erano appena intravisti nelle bambine e notati ancora di più nelle adolescenti incontrate nei nostri progetti. In queste donne il Respiro è quasi sempre toracico, la Voce soffocata o strozzata o eccessivamente acuta, il Controllo è alto, i movimenti trattenuti, mentre la Forza maggiormente adoperata è quella di resistenza. Questi dati confermano le nascenti alterazioni del Sé già evidenziate nelle bambine di 8-10 anni in precedenti ricerche (Rispoli, 1998-1999) e sottolineano una possibile influenza sociale sull'origine della staticità, fragilità e passività di molte donne." (Faillace, Di Giovanni, Mirrione, 2013, p.8)

Secondo Rispoli (2004) l'esperienza prevalente a cui sono sottoposte le donne sin da bambine è caratterizzata da un insieme di regole educative che hanno per effetto quello di tagliar via la capacità di sentire e di esprimere pienamente la propria forza. "Ne consegue che diminuisce anche la capacità di "proporsi al mondo esterno", di "lanciarsi" in imprese e progetti importanti e ambiziosi. Vengono così meno l'autostima, la sensazione di poter affrontare con successo le difficoltà, l'immagine positiva di sé." (Rispoli, 2004, p.316) La forza nelle femmine si trasforma in una tendenza a dedicarsi agli altri. Far le cose per gli altri è la possibilità residua di ricoprire un ruolo rilevante, uno spazio per sé. Ma "anche il dedicarsi agli altri può assumere una tonalità di sottomissione (…). Ci sono donne che sono maltrattate prima dai padri, e poi dai mariti, per tutta la loro vita, e che non riescono ad uscire da questo meccanismo. Potrebbero riuscirci solo se sperimentassero nuove modalità di movimento e di espressione, ritrovare la loro forza, una forza che può essere calma e a volte giocosa, una forza che può possedere grande efficacia senza cadere nella distruttività, nella cattiveria, nella durezza. Le donne hanno una grande forza, ma la usano per battagliare tutti i giorni con il ménage quotidiano; non la usano (…) per sé, per difendersi, per sapersi relazionare in positivo all'esterno, per proporsi, per prendersi uno spazio visibile e attivo nella società." (Ibidem, p. 320).

"I progetti Benessere Donna sono nati per rispondere alle esigenze della popolazione femminile, che a vario titolo arriva nei nostri servizi; in questi percorsi confluiscono anche delle mamme che, avendo già partecipato al gruppo Benessere genitori, vogliono continuare a lavorare per la propria crescita personale e delle tirocinanti del servizio in qualità di osservatori partecipanti, con la funzione di elementi positivi ed aggreganti di un gruppo eterogeneo. L'eterogeneità del gruppo formativo, per età, problematiche personali, vissuti, ceto sociale, livello culturale, diventa un valore aggiunto all'esperienza; e, nell'ottica della Pedagogia Istituzionale, (Canevaro 1988) favorisce l'integrazione delle competenze, delle conoscenze, dei linguaggi, delle potenzialità e possibilità, ottenendo anche una rimozione di quelle barriere psicologiche che alimentano lo stigma del Ser.T.

I percorsi Benessere rivolti alle donne hanno dato spazio e voce a bisogni inespressi. Le donne hanno riscoperto il piacere di risentirsi, aprire le sensazioni, le emozioni; di condividere la propria sofferenza; di assorbire il Sostegno, il Nutrimento, la Tenerezza. Attraversando le EBS del percorso Benessere, le donne hanno sperimentano la piacevolezza di nuove e più serene modalità comunicative e relazionali, che gradualmente hanno spontaneamente trasferito nella loro vita quotidiana.

L'attraversamento di Esperienze quali l'Essere Tenuto, il Contatto, il Benessere, la Condivisione, ecc. ha permesso un riequilibrio del Sé psicocorporeo, diminuito le alterazioni incrostate dal tempo, aperto nuovi Funzionamenti di fondo. Nel tempo, nelle donne si è modifica in positivo l'Immagine Corporea di Sé, migliorata la Respirazione, la possibilità di usare la Voce, diminuito il Controllo, aperta la possibilità di Lasciare, di Stare ed è aumentata l'Autostima. Il percorso formativo ha consentito alle donne una più chiara consapevolezza di Sé, dei propri limiti, di ciò che le ferma, delle proprie potenzialità. Le partecipanti così educate ed abituate ad usare spesso solo la Forza di resistenza, hanno successivamente attraversato l'Aggressione affettuosa, la Forza, la Tenerezza, la Presenza.

Alla fine del percorso quasi tutte le donne hanno raggiunto una nuova Consistenza e Determinazione, ciò ha stimolato in loro la ricerca di nuovi stili di vita e il desiderio di nuovi orizzonti, che hanno concretizzato, nel tempo, portando fino in fondo delle scelte di vita." (Faillace, Di Giovanni, Mirrione, 2013, p.8-10).

Dopo aver partecipato a questi gruppi alcune donne, mamme incontrate inizialmente in progetti realizzati nelle scuole frequentate dai loro figli, si sono lanciate in progetti organizzati dal Ser.T. sulla Peer Education fra genitori (Cruciata, Di Giovanni, Scalici, Gerbino, Ruggeri, 2014) diventando Peer educator del Ser.T. nel territorio, raggiungendo nei vari plessi scolastici piccoli gruppi di genitori di preadolescenti e adolescenti in campagne di prevenzione alla pari, accolte sempre con grande interesse. Per far sentire a chi legge il vissuto di queste madri, si riporta l'intervento integrale di una Mamma Peer Educator al Convegno Tematico Nazionale FeDerSerd "Adolescenza Vulnerabilità, Esordi Psicotici, Dipendenze" Palermo 16-17 Ottobre 2014 presentato davanti ad un uditorio particolarmente coinvolto di circa un migliaio di operatori dei Ser.T. nazionali.

Testimonianza di una mamma peer-educator:

"Sono una mamma e in quest'ultimo periodo anche peer educator nel territorio di Alcamo. Oggi sono qui perché mi è stato chiesto di dare testimonianza dell'esperienza che mi ha visto coinvolta insieme ad altre mamme e di ciò che ha rappresentato per noi essere peer educator nel nostro territorio. Come genitore vengo invitata dalla scuola frequentata da mia figlia a prendere parte al Progetto Formativo "Genitori e figli: itinerari possibili", (L:328/2000) organizzato in collaborazione col Ser.T. di Alcamo, al quale partecipo, sperando di poter soddisfare dubbi e difficoltà che man mano andavo incontrando con mia figlia. Speravo di poter scoprire la strada giusta per una buona relazione con lei ed ottenere un buon risultato educativo: avere una BAMBINA BRAVA, GIUDIZIOSA, STUDIOSA, OBBEDIENTE; COMPOSTA. Durante il percorso tutte le aspettative mie e degli altri genitori si andavano affievolendo, non erano i nostri figli che avevano urgenza di regole, ma noi genitori avevamo perso di vista i nostri bambini nei loro bisogni; nasceva in noi la necessità di approfondire e colmare le nostre difficoltà.

Il Ser. T. ci offriva l'opportunità di continuare il nostro percorso di crescita e formazione, attraverso un lavoro di gruppo psicocorporeo: Benessere Genitori, condotto dalla dott.ssa Caterina Di Giovanni pedagogista con formazione Funzionale, dove abbiamo riattraversato alcune Esperienze di Base per riscoprire sia i Bisogni Fondamentali di noi mamme, ma soprattutto dei nostri figli, riscoprendo il Benessere, aprendoci a nuove emozioni e sensazioni che ci hanno dato una nuova spinta affettiva verso i figli, modificando anche la relazione con loro.

Successivamente, il gruppo si è confrontato con nuove

esperienze dove abbiamo potuto sperimentare la Forza, che ci ha permesso di acquisire una nuova Consistenza e Determinazione. Abbiamo ritrovato una nuova Forza, che è lontana dalla forza di resistenza a cui eravamo abituate nel nostro quotidiano, fatto di responsabilità, di pesi, di voler dimostrare di riuscire a far tutto e bene, dove non erano previste soste, né richieste d'aiuto. Abbiamo riacquistato la Forza per noi, per i nostri figli ed anche per potere esprimere e far sentire i nostri bisogni di donne e lanciarci in nuove imprese, come per esempio: "La Peer Education". A quel punto le dottoresse Scalici (Psichiatra), Cruciata (Assistente Sociale), Di Giovanni (Pedagogista), Giovanna Mancuso (Collaboratore Professionale Sanitario Infermiera) operatrici del Ser.T. di Alcamo, ci hanno contattate per partecipare ad un altro Percorso del Ser.T. da loro progettato: "Peer Education fra genitori", per la prevenzione dell'abuso di alcol in adolescenza.

Dopo un primo momento di paura nell'affrontare la novità, noi mamme abbiamo deciso di aderire a questa nuova esperienza. Inizialmente eravamo certe di conoscere ciò che significava bere e ciò che poteva essere inteso come "dipendenza", però, via via che gli incontri si susseguivano, prendevamo maggiore consapevolezza che in realtà ne sapevamo veramente poco, se non nulla. L'informazione sull'alcol ricevuta ha stimolato la nostra curiosità, spingendoci a far sempre più chiarezza sulle nostre conoscenze.

Quindi, gli incontri formativi sono stati centrati sullo sperimentare la conduzione di un ipotetico gruppo genitori e lì abbiamo potuto mettere in pratica tutto quello che avevamo acquisito nei percorsi fatti in precedenza: la calma, la voce, la consistenza e la presenza, l'attenzione all'altro, la vitalità ed il benessere, la forza e la determinazione che si sono trasformati in capacità utili per poter parlare in pubblico. In seguito, abbiamo iniziato i veri incontri con i genitori di alunni frequentanti scuole del Distretto di Alcamo.

Quando al primo incontro i genitori, coinvolti dalla scuola, hanno compreso che non eravamo operatori del Ser.T., ma semplici mamme che ponendosi sul loro stesso piano, volevano scambiare con loro informazioni precedentemente ricevute, sono rimaste positivamente stupiti, hanno abbassato la guardia e si sono sentiti più a loro agio nel poter liberamente confrontarsi e riflettere su quali potevano essere i campanellini di allarme da considerare e quali erano i messaggi positivi che avrebbero dovuto far veicolare tra loro e i figli ed altri genitori.

Conclusi gli incontri, prima di congedare i genitori, chiedevamo loro lo stato d'animo con cui ci lasciavano e la cosa sorprendente era sentir dire che erano felici di aver partecipato al progetto perché si erano sentiti accolti, attenzionati e soprattutto erano riusciti a sentirsi a proprio agio. Tutto ciò aveva permesso la loro apertura e il confrontarsi liberamente su problematiche e situazioni che fino ad allora non avrebbero nemmeno pensato che potessero riguardarli.

I genitori hanno anche chiesto diverse informazioni sul Ser.T., servizio fino ad allora completamente sconosciuto o conosciuto con molti preconcetti. Noi Peer Educator che avevano detto "SI" a tal progetto con tanti dubbi e paure, ci siamo dovuti ricredere positivamente. Se il mio pensiero va a tre anni fa e cioè a quando iniziammo il nostro percorso al Ser.t., non avrei mai immaginato di trovarmi qui davanti a tante persone a parlare di questa esperienza che mi ha fatto crescere sia come mamma, ma anche come donna; né di poter trasmettere, attraverso questo mio vissuto, una nuova possibilità per le donne, le mamme, che vivono delle problematiche con i loro figli di chiedere aiuto e poter trovare nel Sert sostegno e conoscenza, così come è stato per noi"

Gruppi Forza

L'idea di organizzare gruppi sulla Forza al Ser.t. di Alcamo nasce dalle richieste pervenuta da adolescenti, giovani, adulti, genitori che, avendo partecipato a Gruppi Benessere, hanno raggiunto la consapevolezza di avere qualche difficoltà relativamente all'E.B.S. Forza.

"Le donne perché sopraffatte da una Forza di resistenza atavica; gli uomini perché schiacciati dal dovere di apparire forti; gli adolescenti perché sentivano troppo la Forza dura e oppositiva, che spesso non si trasformava in progettualità positiva; i genitori perché sentivano carente la loro capacità di fermare l'altro, di dire no ai propri figli, quando necessario; gli adulti con dipendenze patologiche perché si accorgevano quanto fosse difficile fermarsi!" (Faillace, Di Giovanni, Pipitone, 2014, p.13).

"Come Esperienza di Base la Forza può essere definita come la possibilità di sentire che si può apportare un cambiamento attraverso l'azione. Nell'ottica Funzionale, Rispoli (2004) distingue all'interno della Forza: una Forza Originaria, una Forza Morbida, una Forza Calma e una Forza Aperta. La Forza ha un inizio molto antico nello sviluppo della vita umana. Per comprendere cosa si intende per Forza Originaria basta pensare al neonato che sperimenta la sua Forza quando spinge al momento della nascita o quando spinge con i piedini sulla pancia della madre mentre viene cambiato sul fasciatoio e riflettere sulla piacevolezza del distacco dall'altro per farsi spazio, per percorrere il proprio cammino.

Proseguendo nel percorso dello sviluppo della Forza e nello sviluppo del bambino troviamo la Forza Morbida, che consiste nello sperimentare la propria capacità nei confronti degli oggetti e delle persone circostanti. La possiamo vedere quando il bambino prende il cuscino e lo tira a sé o quando stacca il ciuccio con forza dalla propria bocca. Man mano che il bambino cresce sperimenta che è possibile realizzare gli obiettivi desiderati attraverso la Calma più che attraverso la rabbia e l'agitazione, ed è proprio in questo momento che si parla di Forza Calma. Con la Forza Calma si comunica un intenso convincimento sulle richieste avanzate e si invoglia gli altri a dire di sì.

La Forza Aperta può essere usata per liberarsi di qualcosa che non ci piace e che ci opprime senza certamente aggredire l'altro. Mostrare la Forza non richiede alcuna aggressione o cattiveria, basta il tono di voce, il modo in cui il corpo si atteggia, la sicurezza che promana da sé, il tutto spesso sottolineato anche dal sorriso.

La Forza è nel dimostrare all'altro di cosa si è capaci, o nell'agire portando i movimenti sino in fondo. Per questi motivi la Forza è nei muscoli, nel tono di voce, nelle posture, nei movimenti, nello sguardo, ma anche nella saldezza delle proprie convinzioni e dei propri valori, nel modo di comunicarli con le parole, nella pienezza della razionalità. L'essere umano, fin da neonato, sperimenta la propria Forza anche quando cerca di influire in modo consistente sulle persone che lo circondano, di portarsele dalla propria parte, con gli sguardi, con il sorriso, con il pianto. Un ambiente non accogliente, incapace di farsi muovere e commuovere dai bisogni fondamentali dei bambini, finisce per distruggere la loro certezza di poter contare sugli altri e i piccoli si convincono che è inutile cercare di smuovere le cose, tanto non cambierebbe niente.

Spesso la Forza dei bambini è disapprovata e bloccata dagli adulti che non la tollerano, che esercitano la propria autorità senza che possa essere messa in discussione. Perciò la rabbia dei bambini si innesta sulla Forza privata della tenerezza e della sensibilità e viene perciò incanalata verso la violenza. In questi casi si diventa subito timidi e riservati, spesso pieni di paura, ritirati in posizioni passive, con un senso pervasivo di autosvalutazione, ma anche con una rabbia e rancore che covano all'interno e che riescono a fuoriuscire solo di tanto in tanto e con modalità indirette e trasversali. Se il genitore non accetta, disapprovando o bloccando ripetutamente, manifestazioni di Forza del bambino e soprattutto delle bambine, queste si vedranno costrette a trattenersi e a temere la propria Forza connotandola negativamente; nel tempo ciò provocherà condotte passive e remissive, generando insicurezze ed incapacità nel farsi valere.

Al contrario nei maschietti spesso si tende a favorire l'espressione della Forza nel gioco, ma non nei confronti dell'adulto; pertanto, tali manifestazioni verranno indirizzate contro i deboli o nei confronti delle bambine e, potranno sfociare nel tempo in comportamenti di bullismo. Rispoli (2004) sostiene che per un recupero pieno della Forza è spesso necessario riattraversare l'intero percorso della Forza ed è importante aprire la forza calma, la forza giocosa, la forza morbida; perché queste Esperienze e queste capacità costruiscono relazioni più dirette e aperte e possono anche far sciogliere la rabbia chiusa e accumulata, favorendo il ritorno della serenità e della Tenerezza." (Faillace, Di Giovanni, Pipitone, 2014, p.13-15).

Progetto Gruppo Forza

La richiesta da parte dell'utenza di poter partecipare a dei percorsi tematici sulla Forza, supportata da ampia letteratura, che ne legittima l'utilità, viene accolta dal Ser.T. e successivamente vengono progettati e condotti dalla Pedagogista del Servizio Dott.ssa Caterina Di Giovanni a partire dal 2008, negli anni sono stati attivati n° 12 gruppi tematici sulla Forza: 2 con adolescenti, 10 con adulti.

Si riporta di seguito un progetto-tipo.

Finalità

"Il progetto, attraverso una metodologia innovativa e multidimensionale, permette una chiave di lettura dell'individuo e fornisce indicazioni per intervenire in modo preventivo al riequilibrio di eventuali situazioni in stato di nascente alterazione. Dopo la valutazione delle reali condizioni dei partecipanti è possibile, infatti, programmare attività specifiche, che permettono un miglioramento dei

Funzionamenti del Sé ed un recupero delle Esperienze Basilari relative alla Forza. Il progetto è rivolto a soggetti che hanno già frequentato un percorso sul Benessere.

Obiettivi

- Incremento della Consapevolezza di Sé
- Incremento della Consistenza personale
- Apertura ed ampliamento della Forza
- Incremento della capacità di utilizzare la Forza Calma e la Forza Aperta.

Fasi del percorso

- Incontro preliminare di presentazione del progetto a soggetti con pregressa esperienza in gruppi Benessere e raccolta delle adesioni
- Valutazione *Funzionale* degli iscritti e programmazione del percorso
- Realizzazione del Percorso sulla Forza
- R-Test e verifica finale
- Restituzione al gruppo

Metodologia

Alternanza di attività pratico-esperienziali con riflessioni sulle personali modalità di funzionamento, secondo l'approccio del Neo-Funzionalismo. Per il recupero della Forza

(Rispoli 2004) è necessario che il gruppo riattraversi l'intero percorso della Forza ed è importante aprire bene la Forza Calma, la Forza Giocosa, la Forza Morbida; perché queste Esperienze e queste capacità costruiscono relazioni più dirette e aperte e possono anche far sciogliere la rabbia chiusa e accumulata, favorendo il ritorno della Serenità e della Tenerezza. L'intervento è prevalentemente rivolto a riaprire i canali sensoriali e percettivi, per tornare in contatto con sé stessi, con la propria Forza, con la possibilità di accedere ad uno stato di Benessere generale, e riprendersi con Determinazione la propria esistenza.

La conduzione è direttiva.

Target: da 10 a 20 partecipanti.

Tempi: da 10 a 12 incontri a cadenza settimanale, di tre ore ciascuno, più un incontro di restituzione finale.

Spazi: Salone

Materiali e strumenti: un materassino, un cuscino, una benda, una corda di tre metri ed una copertina per ogni partecipante; 1 risma di carta 21x29,7, pennarelli, registratore con lettore CD, macchina fotografica digitale, Video-proiettore, computer.

Ai partecipanti è consigliato abbigliamento comodo e due paia di calzettoni.

Verifica

La verifica è realizzata in base a:

- risultati delineati dalla elaborazione dei dati delle schede di valutazione somministrate pre e post percorso;
- livello di partecipazione;
- livello di gradimento.

È prevista la presenza di un'osservatrice in tutte le fasi del progetto.

Valutazione Funzionale dei partecipanti di un gruppo Forza

(Si riporta di seguito l'esperienza di un gruppo)

Situazione iniziale. A tutte le partecipanti (n°12 donne), iscritte al percorso formativo, è stata somministrata individualmente la Scheda di Valutazione, in questo lavoro vengono considerate solo le valutazioni dei soggetti presenti almeno all'80% di tutto il percorso formativo (n°8). Attraverso le risposte alle prove <<che vanno da "A" migliore risposta positiva (Funzionamento aperto) a "D" peggiore risposta negativa (Funzionamento alterato)>> della valutazione iniziale vengono analizzati i Funzionamenti delle EBS esaminate.

Le prove sui vari Funzionamenti del Sé evidenziano una

lieve prevalenza di risposte collocate nell'area A+B (69), che rappresentano il 54% dei dati forniti, mentre le risposte collocate nell'area C+D (59) ne rappresentano il 46%. (I dati dettagliati vengono evidenziati nel grafico n°1.)

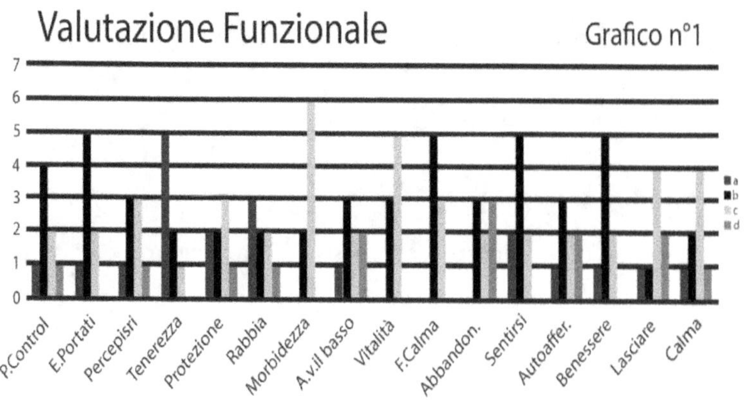

Attività

In rapporto agli obiettivi del progetto precedentemente indicati vengono programmate attività relative alle seguenti EBS:

EBS Attraversate			
Lasciare Stare Essere Portati	Allentare il Controllo Benessere Contatto	Forza Originaria	Essere Nutriti Forza Morbida
Aggressione Affettuosa Rabbia	Essere Protetti Forza Calma	Forza Aperta Consistenza	Autoaffermazi one Tenerezza

Livello di partecipazione.

Il gruppo ha lavorato con interesse continuo, con una media dell'80% di presenze ad incontro, svolgendo con grande impegno le attività proposte in un crescendo di motivazione, coinvolgimento ed evoluzione. Alla fine del percorso nei partecipanti con frequenza costante si è riscontrata una ritrovata Forza, Consapevolezza di Sé, Consistenza e Determinazione.

Gradimento

L'indice di gradimento espresso dai partecipanti è stato del 100%.

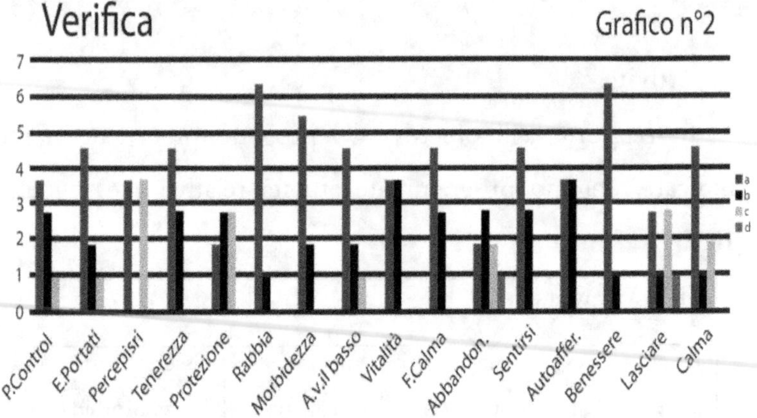

Situazione finale

Tutte le partecipanti (n°12) a conclusione del percorso formativo sono state nuovamente sottoposte alla somministrazione individuale della Scheda di Valutazione, considerando questo momento importante anche per una restituzione individuale ad ogni singolo componente del gruppo.

I dati totali delle valutazioni sono stati riportati nel grafico n°2. Le prove sui vari Funzionamenti del Sé evidenziano una notevole prevalenza di risposte collocate nell'area A+B (109), che rappresentano l'85%% dei dati forniti, mentre le risposte collocate nell'area C+D (19) ne rappresentano il 15% (vedi grafico n°3). Il notevole aumento nel post-test di risposte A+B e la diminuzione di C+D evidenziano il raggiungimento degli obiettivi programmati.

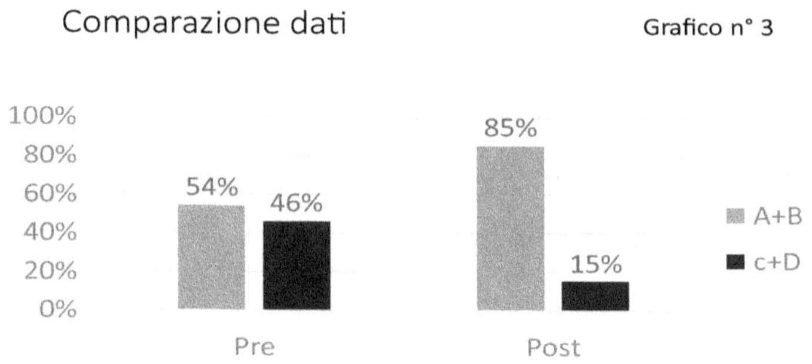

Restituzione al gruppo

Nell'incontro di restituzione i corsisti prendono visione del filmato realizzato sul percorso e dei risultati della valutazione del gruppo. Già l'osservazione del filmato permette una riflessione sui cambiamenti personali nel tempo, che, ora, i partecipanti avvertono più chiaramente, e che sono rintracciabili sia nelle espressioni del viso, nelle posture, nel tono della voce, nel cambiamento dei valori esplicitati, nella gradualità di coinvolgimento nel lavoro.

L'analisi dei dati della valutazione di gruppo conferma il sentire nuovo dei partecipanti. In tutti è presente un Funzionamento pieno e senza più alterazioni rispetto a Tenerezza, Rabbia, Morbidezza, Vitalità, Forza Calma, Sentirsi, Autoaffermazione e Benessere.

L'evidenza dei dati e dei vissuti personali sottolineano il raggiungimento degli obiettivi prefissati." (Faillace, Di Giovanni, Di Girolamo, 2016, p. 26-27).

Appare chiaro che se si è veramente forti:

- la Tenerezza è possibile, non è vissuta più come fragilità o debolezza

- la Rabbia è aperta, non più incistata o esplosiva

- si può essere morbidi, perché non vi è tensione

- si è aperti allo slancio, al guizzo

- si ha la Forza Calma, che fa raggiungere le mete

- si ha piena capacità di sentirsi e di avere consapevolezza di Sé

- si è capaci di autoaffermazione

- si è nel Benessere

Alla fine dei vari percorsi sulla Forza effettuati negli anni, si è sempre potuto riscontrare nei partecipanti, con frequenza costante, una Forza ritrovata, una capacità di Autoaffermazione che ha spinto ciascuno di loro ad apportare significativi cambiamenti nella propria vita. È dopo il gruppo

Forza che Carla (nome di fantasia come anche i successivi) smette di bere alcol e si riprende con vigore la propria vita, la famiglia e il lavoro; è dopo il percorso sulla Forza che Antonia smette di fumare cannabinoidi; è dopo il lavoro sulla Forza che Renata dice di no alle sostanze e si rimette a studiare, si laurea e inizia a lavorare da professionista; è dopo il gruppo Forza che *Giorgio* prende trenta agli esami universitari, che non gli fanno più paura; è dopo aver riacquistato la Forza che *Marcella* mette le valigie fuori dalla porta di casa al suo compagno, che la tradiva con tante donne da troppo tempo; ed è dopo il percorso sulla Forza che *Bianca*, può volteggiare piena di vitalità e riconquistare la propria figlia, o che *Roberta* può riavvicinarsi alla propria madre.

Benessere per la terza età

Promuovere il Benessere nella terza età

Promuovere il Benessere è fondamentale per la popolazione e a tutti i livelli, e soprattutto nei soggetti con patologie croniche e nella terza età dove la salute non può più intendersi come pienezza di Benessere, ma va intesa come raggiungimento di quel Benessere potenzialmente possibile e soprattutto così, come si evince nella nuova definizione di Salute data dall'OMS nel 2011, come "la capacità di adattamento e di autogestirsi di fronte alle sfide sociali, fisiche ed emotive" e sicuramente questo è valido sia per situazioni di disabilità che in età avanzata dove tante cose non si possono più fare e dove il funzionamento del sé può evidenziare alterazioni etero croniche dovute ad evoluzioni di aspetti patologici con risvolti fisiologici e a volte cognitivi con implicazioni emotive e posturali.

Infatti, negli anni se intervengono condizioni di disturbo esterno, emozioni che inquinano a poco a poco nascono alterazioni permanenti di alcune Funzioni. "Un viso può esprimere disprezzo, le spalle possono trasmettere rassegnazione, i muscoli ipotonici dare la sensazione di debolezza, indipendentemente dalla situazione esterna. Un movimento può comunicare fastidio o oppositività.

Quando intervengono alterazioni si perde la mobilità, la capacità di passare da un polo all'altro. (…).

La Funzione non si modifica più con lo scorrere del tempo. Vale a dire che restano tracce, croniche, delle esperienze negative passate. (Rispoli, 2005, p.2). Con l'avanzare degli anni spesso aumentano gli squilibri psicocorporei ed il funzionamento del Sé non è più armonico e pieno. "Il pensiero Funzionale ci fa capire che è indispensabile agire in modo integrato su tutte le Funzioni del Sé, perché tali Funzioni non si modificano più automaticamente se noi tocchiamo soltanto le altre, a rimorchio delle altre. E questo avviene tanto più quanto più è compromessa la completezza e la pienezza del Sé. Come nei disturbi dell'anziano, nelle psicosi o nei disturbi gravi dell'affettività. In una ricerca sui soggetti affetti da Alzheimer condotta presso il Pio Albergo Trivulzio di Milano, progettata secondo il pensiero Funzionale, è emerso che alcune Funzioni sono compromesse non tanto per il morbo ma come effetto secondario del male, e che il malato di Alzheimer potrebbe recuperare gran parte della sua capacità di vita e di benessere se si agisse specificamente su tali Funzioni. (…).

Un intervento integrato permette di agire contemporaneamente e sinergicamente su più Funzioni ricostituendone l'integrazione e l'integrazione del nucleo profondo del Sé, permette di aggredire le alterazioni con una modalità multidimensionale, una modalità più intensa, più efficace, più completa e più adatta a situazioni di grave compromissione. Così come nelle persone diversamente abili, anche nella persona anziana è importante ripristinare funzionamenti potenzialmente possibili e ciò può aiutare l'anziano a rinvestire positivamente nel suo futuro. È importante che l'anziano possa contare nuovamente su ciò che può ancora immaginare e realizzare, accrescendo la propria autostima. E "l'autostima è alla base del successo di ogni impegno, di ogni sforzo. L'autostima può accrescersi solo proponendo alle persone piccoli passi che siano realmente alla loro portata. Ottenere piccoli ma concreti successi rassicura e riaccende l'entusiasmo e l'impegno. (Rispoli, 1999, p.5).

Per l'ASP n°6 di Palermo "la Prevenzione rappresenta uno

degli obiettivi prioritari (…). Questa però può essere attuata solo se si conosce il contesto in cui si intende agire, considerando che ci si rapporta con persone sane, se si presta attenzione alla popolazione ed ai suoi bisogni e se si orienta il proprio operare in modo da influire positivamente sui comportamenti delle persone. L'ASP di Palermo considera quindi gli interventi di prevenzione come il prendersi cura dei propri abitanti in base ai loro reali bisogni, da perseguire mediante interventi di promozione della salute." (Torregrossa, Rinaudo, Sammarco, Gargano, Mattaliano, Incidenti Domestici 2009: Attività di Prevenzione dell'ASP di Palermo, Poster Venezia 2009, 44° Congresso Nazionale S.I.T.I.).

Fra le tante campagne di prevenzione attivate dall'ASP di Palermo emerge, per il coinvolgimento di soggetti di età avanzata, quella relativa alla prevenzione degli incidenti domestici per la quale sono stati programmati dei percorsi Benessere rivolti alla terza età.

Il Percorso Benessere Anziani

Il progetto che segue è stato presentato tramite Poster, dal titolo: Incidenti domestici nella terza età e prevenzione nell'ASP di Palermo: nasce il percorso Benessere, al 44° Congresso Nazionale S.I.T.I, Venezia, 2009 ad opera di: Sammarco S., Educazione alla Salute Aziendale ASP di Palermo; Rinaudo C., Scuola di Specializzazione in Igiene e

Medicina Preventiva- Università degli Studi di Palermo;
Gargano B. G., Educazione alla Salute Aziendale ed UOESD
Distretto 4 Bagheria ASP di Palermo; Torregrossa M. V.,
Dipartimento di Scienze per la Promozione della Salute-
Facoltà di Medicina e chirurgia dell'Università degli Studi di
Palermo; Mattaliano A. R. Direzione Sanitaria ASP di Palermo.

Obiettivi:

Gli infortuni accidentali della terza età costituiscono un
problema di sanità pubblica molto rilevante in quanto
rappresentano una fonte di disabilità gravi e una causa di
ospedalizzazione degli anziani.

Il percorso benessere nasce dal presupposto che la maggior
parte degli incidenti domestici è prevedibile ed evitabile. Il suo
obiettivo, pertanto, consiste nel prevenire tale problema di
interesse collettivo attraverso il cambiamento degli stili di vita,
in particolare l'incremento dell'attività fisica, che rappresenta
uno dei determinanti di salute più importanti. (…). È stato
individuato un gruppo di benessere, composto da 12 a 20
partecipanti, numero che favorisce la socializzazione e lo
scambio tra i partecipanti, orientato verso la promozione del
benessere dell'individuo nella sua globalità sia a livello psichico
che corporeo. Sono stati previsti 12 incontri di due ore
ciascuno, durante i quali sono stati forniti input teorici,
privilegiando la modalità esperienziale e il coinvolgimento

diretto dei partecipanti. Dopo valutazione standardizzata dei risultati, è stato formato il gruppo di cammino, quale attività organizzata in cui un gruppo di persone si ritrova due/tre volte alla settimana per camminare, lungo un percorso urbano o extra urbano, sotto la guida inizialmente di un insegnante di attività fisica e successivamente di un "walking leader" interno al gruppo e appositamente addestrato.

Di seguito si riporta il progetto: Gruppo di Benessere per la terza età propedeutico al gruppo cammino, svolto da tre operatori dell'ASP n° 6 con specifica formazione funzionale: le dottoresse: Gabriella Gargano Pedagogista, Mary Maugeri Psicologa e Caterina Fasciana Educatore. Nella realtà siciliana, gli operatori hanno trovato difficoltà nel mettere insieme le persone nei gruppi di cammino progettati. I percorsi Benessere sono stati istituiti al fine di favorire la socializzazione e lo scambio e promuovere il benessere nella sua globalità, a livello psichico e corporeo, "si tratta di interventi estremamente calibrati, capaci di migliorare i funzionamenti più accessibili, e di estendere poi gli effetti di questi miglioramenti anche agli altri piani del Sé, alla complessità della persona intera. (…)

Programma del Percorso Benessere

Riguarda differenti sfere del funzionamento della terza età, e in particolare:

- **il livello cognitivo** - per fornire informazioni sui sani stili di vita verso il benessere e sui fattori di rischio in casa

- **il livello della sfera emotiva** per affrontare la condizione di insicurezza e fragilità

- **le posture** - non solo per il versante correttivo di atteggiamenti e posizioni errate e contratture muscolari croniche, ma anche per aumentare la gamma di movimenti lenti e morbidi, ampi e portati fino in fondo

- **il fisiologico**- per incidere sul tono muscolare, per ripristinare una respirazione spesso alterata per recuperare quella profonda e diaframmatica, volta a rilasciare le tensioni e le rigidità, in grado di interagire sugli equilibri vegetativi e cardiovascolari.

- **1° GIORNO**

Il gruppo benessere per la terza età. Accoglimento dei problemi. Somministrazione della scheda di valutazione anziani (I parte). Primi contatti col respiro e coi movimenti.

- **2°GIORNO**

Continuazione della scheda di valutazione anziani (I parte). Risvolti psicologici del gruppo di benessere nella persona anziana. La respirazione diaframmatica profonda. Alterazioni e Ripristino

- **3°GIORNO**

Riequilibrare la tendenza a "portare verso l'alto".

Esperienze di Base (EBS) Lasciare e Allentare

- **4°GIORNO**

Esperienze di Base Benessere. La Funzione Movimento: esplorazioni

- **5°GIORNO**

EBS Contatto e Sensazioni. Lavoro sull'equilibrio

- **6° GIORNO**

Informazione sui sani stili di vita

EBS Forza Calma

- **7°GIORNO**

Visione del CD Fila Liscio

EBS: Rabbia

- **8°GIORNO**

EBS Gioia

- **9°GIORNO**

EBS Consistenza

I gruppi di cammino

- **10°GIORNO**

Simulazione all'esterno dei gruppi di cammino

- **11°GIORNO**

Risomministrazione scheda (I parte)

EBS Vitalità

- **12°GIORNO**

Somministrazione post test

Risomministrazione scheda (II parte)" (Gargano, Promuovere l'attività fisica nella terza età: Strategie intersettoriali. Relazione al convegno: Guadagnare salute in Sicilia: dai principi alle buone prassi, 8 maggio 2008, Palermo).

Nel tempo sono stati realizzati vari gruppi Benessere rivolti alla terza età con risultato molto positivi e notevole gradimento da parte dei partecipanti. Per i gruppi benessere anziani, i partecipanti sono stati minimo 20 ma fino a 40, per 16 incontri di tre ore ciascuno. Dal 2012 a tutt'oggi, si sono attivati almeno due gruppi per anno.

CAPITOLO 6

BENESSERE IN AMBITO LAVORATIVO

Stress e lavoro

"Negli ultimi decenni il concetto di Benessere è stato collegato alle attività lavorative. È ormai comprovato che le capacità lavorative dei singoli soggetti aumentano notevolmente con il loro grado di benessere interno. E questo perché è superata l'idea che si possa star bene semplicemente quando non si lavora: lo dimostra la diffusione delle sindromi di malessere da 'vacanza'; e il fatto che persone con problemi stanno ancora peggio quando perdono un loro ruolo lavorativo, una loro condizione di utilità, anche se per un periodo limitato di tempo (…). Il punto centrale (…) riguarda le modalità con le quali si svolge l'attività lavorativa.

Se, infatti, si conservano le capacità di lavorare in modo 'morbido', non agitato, non ossessivo, non furioso o rabbioso, non preoccupato, non tensivo, si accumula molto meno stress e si ottengono risultati di gran lunga migliori; o anche, si possono ottenere gli stessi risultati ma con molto minore fatica. Anche la capacità di restare internamente *pieni ed integrati* durante il lavoro è di grande importanza per ottenere o conservare un benessere complessivo, uno stato di funzionamento che tenga lontano lo stress anche quando si tratti di affrontare carichi di lavoro intensi e delicati.

Chi sta sempre teso e preoccupato deve forzatamente assumere un Controllo di tipo *duro*, cioè un Controllo teso e costante su *tutto* quello che accade intorno a sé nel suo mondo lavorativo: un Controllo che cerchi di soffocare ad ogni costo qualunque elemento estraneo, non previsto (invece di poterlo utilizzare creativamente).

Un tipo di Controllo di tal genere finisce per essere *affannoso*, molto meno efficace di un Controllo che potremmo definire *morbido*. (…). Analogamente accade nell'attività lavorativa: un Controllo di tipo 'duro', faticoso, allarmato, lontano dalle condizioni di Benessere, può anche riuscire ad ottenere buoni risultati, ma a costo di fatiche sproporzionate, a prezzo di una quantità di energia ed un logoramento davvero spropositati (Di Nuovo, Rispoli, 2011, pag. 71-73). Inoltre, alcuni aspetti legati alle peculiarità di un incarico, alle relazioni nel posto di lavoro, alle modalità organizzative possono procurare stress al lavoratore. "Al 2° Congresso internazionale sul Neo-Funzionalismo: Lo *stress dal punto di vista clinico lavorativo sociale*, svoltosi a Napoli il 15 e 16 giugno 2012 il Prof. E. Savino, nel suo intervento, ha evidenziato che tanti lavoratori sono potenzialmente esposti allo stress per un senso di inadeguatezza, tempi di pausa brevi, mancanza del personale rispetto ai carichi di lavoro. Agenti di stress sono: luce, suoni, rumori assordanti, calore, freddo, sovraccarico di lavoro, ambiguità delle richieste, basso sostegno del gruppo al lavoro, livello dirigenziale, leadership, ripetitività del lavoro. Nello stesso convegno il Prof. S. Di Nuovo ha sottolineato che lo stress sul lavoro diventa pericoloso quando c'è monotonia nelle mansioni e mancato riconoscimento negli sforzi" (Grande, 2013, p.28).

Oggi, la salute del lavoratore viene considerata come stato di benessere *psicofisico* dell'individuo e viene inserita, insieme al 'clima' dell'organizzazione, a pieno titolo fra quei fattori che determinano il 'benessere organizzativo'. "Gli studi sulla salute organizzativa, ribadiscono la forte interdipendenza fra tre livelli di analisi: l'*individuo*, che porta nella dimensione lavorativa bisogni legati alla vita quotidiana; il *gruppo*, nel quale i singoli componenti portano qualcosa di sé; l'organizzazione, portatrice anch'essa di una propria cultura, di identità e di obiettivi istituzionali (Di Nuovo, Rispoli, 2011 p.65-66). Nell'ottica Funzionale il Benessere dell'Azienda non si contrappone al Benessere di chi lavora, ma anzi entrambi si rinforzano reciprocamente.

Formazione Operatori Sanitari

Negli anni 2005/2006 l'ASL n° 9 di Trapani ha organizzato un Progetto Formativo Aziendale (di complessive 46 ore) rivolto agli operatori dei reparti più a rischio (medici, infermieri professionali, ostetriche, assistenti sanitari, fisioterapisti, psicologi) su: "Stress e prevenzione del Burn-out nelle professioni di aiuto" (38 crediti ECM).

Ogni singolo progetto ha avuto nelle 36 ore di intervento teorico-pratico, secondo l'ottica del Funzionalismo Moderno, la conduzione alternata e/o compresente di operatori con specifica formazione Funzionale, quali la Dottoressa Anna Maria Laura Ingoglia e la Dottoressa Giuseppa Caleca, Psicologhe e Psicoterapeute, e la Dottoressa Caterina Di Giovanni, Pedagogista, tutte Dirigenti appartenenti alla stessa Azienda organizzatrice. "Il progetto formativo promuove interventi sulle condizioni psicofisiche profonde di chi, operando nel campo della salute pubblica, è esposto a particolari rischi di stress e burn-out. La sanità pubblica e le Aziende ospedaliere, in quanto luoghi di intersezione di aspettative elevate, sono sottoposte a tenori lavorativi estremamente difficili e delicati ed i suoi operatori ad attività particolarmente usuranti, che possono essere affrontate andando in modo più preciso sulle radici del Funzionamento umano, sui meccanismi dello stress, per recuperare capacità di ritrovare Benessere ed efficacia di interventi, anche in presenza di carichi di lavoro a rischi elevati.

Obiettivi:
Aprire gli operatori alla comprensione dei fenomeni che portano alla crescita o cronicizzazione dello stress attraverso una visione multidimensionale del problema. Ripercorrere e

potenziare le Esperienze di Base che permettono la prevenzione dello stress. Fornire prime esperienze sulle possibilità di recupero della condizione di Benessere, attraverso l'acquisizione di percorsi e strumenti che conducono allo sviluppo della salute." (Di Giovanni, 2014, p.28).

Si riportano di seguito le sessioni del percorso:

I Sessione: "Stress e Benessere Organizzativo" docenti: Dirigenti dell'ASL n°9 TP con incarichi specifici relativi a quel periodo (per un totale di 10 ore).

Argomenti:

- **"Stress e burn-out"**

Dott.ssa Antonella La Commare Dirigente Psicologa - Resp. U.O. Psicologia Giuridica e Centro Anti Mobbing

- **"Stress e malattie cardiovascolari"**

Dott. Giuseppe Valenti Dirigente Medico - Resp. U.O. Coordinamento attività Educazione alla Salute

- **"Componenti fisiologiche dello stress"**

Dott. Antonio Cacciapuoti Dirigente Medico di Anestesia e Rianimazione

- **"Benessere e qualità organizzativa"**

Dott. Andrea Pirrone Dirigente Psicologo - Resp. U.O. Sistema Qualità e URP

II Sessione: "L'Ansia" docente Dott.ssa Laura Ingoglia per un totale di 10 ore.

Argomenti:

- **Introduzione sulla Psicologia Funzionale.** Diagramma Funzionale dell'ansia. I fattori di ansia e stress dell'operatore coinvolto nella relazione

- Esercitazione pratica: Lavoro esperienziale di gruppo. EBS: Allentare.

- Esercitazione pratica: Lavoro esperienziale di gruppo. I momenti personali di ansia.

- Somministrazione Questionario di autovalutazione dell'ansia di tratto. Scheda di Valutazione Funzionale dell'Azienda (Piano Cognitivo: Consapevolezza e simbolico).

III Sessione: "Elementi di Psicologia Funzionale" docente Dott.ssa Caterina Di Giovanni per un totale di 10 ore.

Argomenti:

- Il Sé e la complessità dei suoi piani. Le Funzioni del Sé ed integrazione delle Funzioni. La Respirazione e la memoria corporea.

- Esercitazione pratica: Lavoro esperienziale di gruppo. EBS: Stare.

- Esercitazione pratica: Lavoro esperienziale di gruppi: I momenti di ozio, di tranquillità, quando, con chi, in che modo è possibile stare.

• Scheda di Valutazione Funzionale dell'Azienda (Piano Emotivo e progettuale).

IV Sessione: "IL Fenomeno dello Stress" docente Dott.ssa Giuseppina Caleca per un totale di 10 ore.

Argomenti:

• Cronicizzazione dello Stress. Stress ed alterazioni Funzionali. I circuiti di salute e malattia.

• Esercitazione pratica: Lavoro esperienziale di gruppo. EBS: Allentare e Benessere.

• Esercitazione pratica: Lavoro esperienziale di gruppi: Riconoscimento del Funzionamento del proprio circuito stress-benessere attraverso l'utilizzo del "Filtro Funzionale della Percezione".

• Somministrazione del Questionario sullo Stress. Scheda di Valutazione Funzionale dell'Azienda (Piano Posturale: la forma, i movimenti e le posizioni).

V Sessione: "Le Esperienze di Base del Sé." docenti Dott.ssa Giuseppina Caleca, Dott.ssa Caterina Di Giovanni, Dott.ssa Laura Ingoglia per un totale di 10 ore.

Argomenti:

• Prevenzione dello stress e burn-out lavorativo. Criteri di misurazione: Il Test di misurazione dello Stress (MSP) di Di Nuovo, Rispoli, Genta.

- Esercitazione pratica: Lavoro esperienziale di gruppo. EBS: Benessere. Ricostruire le EBS collegate alla condizione di Stress-Benessere.

- Scheda di Valutazione Funzionale dell'Azienda (Piano Fisiologico: Respiro, Emozioni, Sonorità). Somministrazione Questionario di apprendimento e Scheda Valutazione Evento.

Il Percorso ha avuto un alto indice di gradimento ed è stato replicato per 3 edizioni, coinvolgendo ben 120 operatori dell'Azienda.

Formazione Docenti

La scuola, agenzia educativa in cui si riversano molte aspettative sociali: educazione, istruzione, formazione professionale, sostegno alla crescita dell'alunno, sottopone gli insegnanti a tenori lavorativi complessi e delicati, che vengono aggravati dalla ripetitività operativa nell'insegnamento. Tutto ciò rende particolarmente usurante la professione Docente. "L'insegnamento rientra tra le professioni usuranti; soggetta al rischio del Burn out (quella forma di stress lavorativo tipico delle "professioni di aiuto", che determina un crescente senso di peso del proprio lavoro, con una conseguente disaffezione, unita ad una specifica costellazione di sintomi psicosomatici: tachicardia, ansia, irritabilità, insonnia, difficoltà di concentrazione, etc.)" (Rispoli, 1998-1999, p11).

Gli insegnanti, a volte, lamentano una condizione di Stress

temporaneo, specie in alcuni periodi dell'anno (fine quadrimestre ad esempio), che si può trasformare, nel tempo, in Stress cronico con sintomi d'ansia e malesseri vari. Oggi è possibile affrontare questo tema così centrale andando in modo più preciso sulle radici profonde del Funzionamento umano, sui meccanismi più basilari dello stress, per recuperare capacità di Benessere ed efficacia di intervento, anche in presenza di carichi di lavoro elevati, di responsabilità organizzative serie e importanti. E tenendo conto che la Pandemia ha complicato la vita della scuola, fra ansie di contagio, chiusure parziali, riaperture e DAD, lo stress degli insegnanti in questi due ultimi anni scolastici è sicuramente aumentato. Diventa, dunque, auspicabile un incremento dei percorsi formativi di tal genere, appena le condizioni sanitarie nazionali lo permetteranno.

Alla luce di tutto ciò il presente Progetto-tipo si incentra sull'intera dimensione Stress-Benessere, attraverso un intervento che agisce sui molteplici e multidimensionali fattori che, alla luce degli studi più recenti del Neo-Funzionalismo, risultano essere implicati in tale dimensione, ai livelli più profondi, alle sue radici più vitali.

Finalità

Il progetto intende promuovere e riequilibrare il Benessere in chi, operando in ambito scolastico, è esposto a particolari rischi di Stress e Burn-out. Il percorso formativo proposto ai docenti si connota come uno spazio laboratoriale sul Benessere, all'interno del quale poter vivere la propria dimensione emotiva e relazionale, spesso difficile d'attraversare in un ambiente caratterizzato da ruoli professionali. Nei laboratori gli insegnanti sperimentano un tempo e un luogo dove poter allentare le tensioni e la stanchezza del quotidiano, uno spazio in cui imparare a prendersi cura di sé, mentre ci si sta prendendo cura degli altri. L'intervento è prevalentemente rivolto a riaprire i canali sensoriali e percettivi, a indurre stati di vagotonia, per tornare in contatto profondo con sé stessi e riappropriarsi dello stato di Benessere. Gli insegnanti stimolati nelle capacità di ascolto e di contatto, possono acquisire una maggiore consapevolezza di tutte le componenti psico-corporee che entrano in gioco nella relazione in genere e nello specifico in quella educativa.

Infatti, l'attraversamento delle Esperienze del percorso formativo permette l'attivazione di antenne sensoriali che favoriscono l'empatia e solo un ascolto empatico può far vedere, ascoltare e sentire veramente l'altro, così com'è al di là delle apparenze. L'empatia è fondamentale per stabilire una comunicazione efficiente, presupposto base di un apprendimento efficace. È ormai noto che fra gli elementi base che facilitano l'apprendimento sono la buona relazione che si riesce ad instaurare con gli allievi e il clima sufficientemente buono che si attiva all'interno della classe, sappiamo anche che ciò che definisce tutto questo è lo stile personale del docente, la sua capacità di relazionarsi con l'altro, è "l'esserci nella relazione" che determina quella particolare condizione a cui comunque contribuiscono due soggettività: docente e allievo.

L'analisi del Funzionamento umano, dei meccanismi dello stress, l'attraversamento di alcune Esperienze Basilari del Sé (E.B.S.) favoriscono la consapevolezza ed il recupero della capacità di Benessere, incrementano l'attenzione al Benessere dell'alunno, potenziano, allo stesso tempo, l'efficacia degli interventi in ambito lavorativo.

Obiettivi

• Riattraversare le Esperienze di Base del Sé necessarie ad un ripristino dello stato di Calma, Tranquillità, Allentamento, Vagotonia.

• Stimolare la riapertura dei Funzionamenti del Sé relativi al Benessere.

• Formazione specifica per accrescere la consapevolezza e conoscenza dello stress, delle sue cause e di come affrontarle; ma anche per migliorare ad ogni livello quelle specifiche attitudini lavorative che hanno un ruolo fondamentale nell'ottimizzazione delle risorse e nello sviluppo di potenziali inespressi.

• Potenziare le capacità di gestione dello stress e

dell'attività lavorativa specifica.

• Approfondire le conoscenze relative al Funzionamento della persona.

• Fornire l'opportunità di attraversare positivamente le attività relative ai Funzionamenti di fondo collegati al mondo del lavoro, potenziando le capacità fondamentali di relazione con gli alunni.

Contenuti

• Elementi base del Neo-Funzionalismo

• Il Benessere

• L'Ansia

• Lo Stress

• L'Età Evolutiva

• La Relazione

Destinatari diretti e indiretti dell'intervento

I destinatari diretti del percorso sono max 20 docenti, mentre gli indiretti sono i loro alunni.

Metodologia e attività

Il Percorso formativo viene svolto con modalità teorico-esperienziali, che includono un lavoro personale su sé stessi. I momenti teorici favoriscono la consapevolezza e la conoscenza dello Stress, delle sue cause e di come affrontarle;

una maggiore conoscenza sui Funzionamenti in età evolutiva; una riflessione sulle personali modalità di relazione con sé stessi, i colleghi, gli allievi.

Nei momenti di laboratorio si induce l'attraversamento di alcune "Esperienze Basilari del Sé", coinvolgendo la messa in gioco del corpo e sperimentando direttamente gli aspetti psicocorporei, senso-motori, fisiologi ed affettivo-relazionali della persona, scoprendo nuove possibilità di Benessere. Nei momenti esperienziali le metodologie Funzionali di intervento permettono di recuperare veri e propri Funzionamenti di fondo: quelli individuate dal Neo-Funzionalismo che, se recuperati e sviluppati, rappresentano le risorse più efficaci ed avanzate di cui sia l'individuo che la scuola possono disporre per favorire un insegnamento-apprendimento non stressante.

Tempi: 30 ore.

Negli anni tanti sono stati i Percorsi Funzionali attivati per i docenti su varie tematiche da colleghi di diversi Servizi Sanitari, ma tutti con un unico obiettivo: costruire Salute e Benessere dentro la scuola. Nel tempo attraverso i percorsi di formazione attivati dalla dott.ssa C. Di Giovanni sono stati raggiunti 394 docenti del territorio di pertinenza dell'ASP 9, che hanno sempre espresso un alto coinvolgimento, partecipazione costante, interesse e gradimento per l'esperienza.

CAPITOLO 7
IL LAVORO FUNZIONALE AL TEMPO DEL COVID E POST COVID

Lavoro Online

"L'arrivo della Pandemia di Covid-19 ha cambiato notevolmente l'approccio a varie modalità di intervento nel Ser.T. e con l'arrivo del lockdown sono stati rinviati tanti progetti e percorsi operativi che non avevano carattere d'urgenza, fra cui soprattutto le attività di prevenzione e di promozione della salute.

Bloccate anche le attività di gruppo, di conseguenza sono stati annullati gli incontri finali dei gruppi Forza e Gioia, gruppi esperienziali rivolti al ripristino del benessere personale, con maggiore attenzione alla riapertura nel primo della Forza Calma, della Consistenza, e Determinazione individuale, e nel secondo al recupero di altri aspetti dello stare bene: quali il saper vivere con Gioia, Vitalità e Piacere la propria esistenza. Questi percorsi sono stati fermati, proprio, in una fase conclusiva di verifica e restituzione, lasciando i componenti dei gruppi e la stessa conduttrice, rispetto a questo lavoro, in uno stato temporaneo di sospensione. Nel primo periodo di chiusura si è cercato di dare continuità all'operatività lavorativa con i singoli pazienti. Il primo approccio è stato quello telefonico per dare consulenza e sostegno. Il contatto telefonico è stato ben accolto dagli utenti, che hanno potuto parlare delle loro preoccupazioni ed hanno accettato di mantenere un contatto periodico con gli operatori. Inizialmente si è attraversata una fase di accoglienza della configurazione emotiva degli utenti, in cui si è cercato di dare un aiuto per una rielaborazione di quanto stava accadendo a tutti ed in particolare a ciascuno di loro. Successivamente, si è notato che se, in un primo momento, la telefonata poteva essere utile per richiamare la loro capacità di gestione dello stato di allarme, che la situazione contestuale provocava, dopo non bastava più. Infatti, come ha evidenziato Rispoli "Con l'inizio della pandemia e dell'isolamento, c'è stata una prima reazione di stress, con allarme, preoccupazione.

Una reazione abbastanza normale (ben nota), abbastanza sana. Ma poi la crisi è andata avanti, e avanti, ed è successo qualcosa di nuovo: non c'era più il classico pericolo momentaneo che bisogna fuggire o affrontare, c'è stato, invece, un vero e proprio sconvolgimento: abbiamo dovuto cambiare completamente lo stile di vita, abitudini, modi di essere nel sociale, rinchiusi nelle nostre case. E da qui lo shock, qualcosa che non si sarebbe mai potuto neanche immaginare. Ma il virus ci ha posto davanti alla verità, alla condizione reale di tutti noi. Le persone che stavano già male prima, che stavano in condizioni alterate in vari modi, con malesseri e disarmonie (non necessariamente patologie evidenti) si sono sentite peggio: destabilizzate, arrabbiate, impaurite, a seconda dei casi." (Rispoli, luglio 2020). Anche nei nostri utenti abbiamo riscontrato cambiamenti di stati d'animo, a poco a poco, abbiamo visto prevalere uno scoraggiamento e un malessere su più fronti, che la telefonata settimanale non fronteggiava più, quindi occorreva aiutarli con altre strategie.

Così in modalità on line, abbiamo iniziato ad attuare percorsi secondo la Metodologia Funzionale, adoperata all'interno del Servizio, da chi scrive, da oltre 20 anni sia in attività individuali, che di gruppo. Non tutti gli utenti hanno accettato la possibilità di continuare il percorso, qualcuno perché aveva i bambini in casa che non gli permettevano la possibilità di staccare mentalmente per un'ora di collegamento on line, altri perché, vivendo con familiari ignari della loro presa in carico al Ser.T., non volevano esporsi.

Di fatto ha accettato la nuova modalità di trattamento soprattutto chi da un po' di tempo era in carico al servizio, aveva già potuto notare dei miglioramenti, che voleva velocemente recuperare. Quasi tutti gli altri hanno mantenuto, comunque, la possibilità di avere contatti telefonici periodici.

Supportati da seminari di aggiornamento, svolti su piattaforma telematica, sulla fattibilità di un percorso on line di tipo Funzionale a distanza; dopo uno studio attento su quali tecniche potevano essere idonee a questa nuova modalità operativa; si sono programmati i nuovi interventi. La possibilità, per gli utenti, di vedere l'operatrice è stata accolta positivamente, oserei dire con gioia, molti si sono addirittura commossi nel vederla in videochiamata, adattandosi velocemente, per bisogno, alla nuova realtà.

Gli utenti abituati ad un percorso che era stato centrato sul contatto, i massaggi, la respirazione, la vicinanza all'altro sino alla fusionalità, si sono dovuti accontentare di un contatto solo oculare, di una voce che porta, di una vicinanza affettiva a distanza. Ma l'affidarsi ad un sostegno già riconosciuto come sicuro ha permesso l'abbandonarsi alla voce che porta, una voce che rendeva possibile l'accesso a quelle Esperienze Basilari del Sé utili al ripristino di una condizione di Benessere.

Il desiderio di trovare nuove e valide modalità d'intervento possibile ha dato spazio alla creatività operativa, permettendo la conduzione di interventi settimanali non solo di sostegno e consulenza, ma anche riabilitativi. Così, si sono potuti attivare percorsi finalizzati al recupero del Benessere, che hanno favorito l'allentamento dello stato di allarme, che la pandemia aveva provocato; hanno permesso la riapertura di sensazioni ed emozioni, favorendo una maggiore consapevolezza di sé e della realtà; hanno stimolato il raggiungimento di una maggiore consistenza ed il potenziamento della capacità di resilienza. Fermato lo stato di allarme, si è continuato a lavorare secondo le indicazioni programmate in precedenza (prima del Lockdown) per ciascun paziente. Ciò ha permesso nel tempo di continuare un percorso che era stato reso impossibile dagli eventi.

Gli utenti che hanno aderito all'esperienza sono stati sempre presenti e puntuali agli appuntamenti, mostrando grande impegno ed interesse per la continuazione di un percorso già sentito e conosciuto come fortemente positivo. I risultati nel tempo sono stati visibili. La rivalutazione effettuata successivamente ha evidenziato un cambiamento in positivo di tutti gli utenti trattati e per alcuni di loro ha prospettato anche la possibilità di dimissione dal Servizio, che sono state programmate e accettate con consapevolezza dagli utenti, con il desiderio e la promessa, appena sarà possibile di rincontrarsi in presenza, per un ultimo abbraccio, un contatto vero, pieno e intenso che, oggi, grazie al lavoro svolto al Ser.T., per loro è nuovamente possibile." (Di Giovanni C., Faillace G., 2020).

In seguito, si è data chiusura ai gruppi, anche se on line, con restituzione dei filmati del lavoro svolto in presenza prima della Pandemia. Mentre, un "Gruppo Forza" che aveva avuto la possibilità di una chiusura prima del lockdown ha poi aderito anche ad un altro gruppo esperienziale di approfondimento, on line, con un elevato gradimento. Ciò ha incoraggiato la promozione di nuovi percorsi di ripristino del Benessere in soggetti non conosciuti in presenza con cui si è potuto effettuare una fase di valutazione e breve intervento con verifica finale e dimissioni sempre on line; evidenziando che anche con questa modalità vi può essere una *sufficientemente buona* presa in carico. Il lavoro con modalità telematiche, su vari fronti, sta aprendo riflessioni su possibilità future anche dopo la pandemia. Ma rimane comunque sempre altissima e nei pazienti e soprattutto negli operatori la preferenza per un lavoro Funzionale in presenza.

PROGETTO GRUPPO BENESSERE POST-PANDEMIA

Premessa

"La Pandemia che ha flagellato il mondo negli anni 2020-2021, con cui stiamo imparando a convivere e in parte a fronteggiare, grazie all'apporto dei vaccini e dei nuovi farmaci, ha cambiato il modo di vivere della società umana e su tanti fronti. E se nei Servizi Sanitari si è cercato di affrontare questo malessere a vari livelli, curando i malati, vaccinando, aiutando i sofferenti, a lungo andare anche chi non è stato toccato direttamente dalla malattia, ne è stato condizionato in maniera nefasta. Sicuramente in quest'ultimo periodo è aumentato lo stato di malessere della popolazione, forse in parte già presente ma latente.

La Pandemia ha apportando uno stato d'allarme prima acuto e successivamente cronico con grandi preoccupazioni per sé stessi e soprattutto per il presente ed il futuro delle nuove generazioni. La resilienza iniziale degli italiani nella primavera 2020 aveva spinto le persone a reagire positivamente, proteggendosi dal pericolo, usando i presìdi, rimanendo a casa. Si utilizzava lo Smart Working, la DAD, e l'illusione di contrastare il pericolo dava un po' di tranquillità. Ma dopo tanto tempo, senza vedere i parenti, gli amici di sempre, senza svagarsi, senza viaggiare, senza potere festeggiare il Natale e le altre occasioni importanti, continuando a lavorare o studiare da casa, le persone hanno incominciato a non avere più risorse. Sono aumentati gli attacchi di panico in tutte le fasce d'età. La gente è diventata più ansiosa e soprattutto stanca. e la stanchezza è uno dei più conosciuti disturbi dovuti allo stress." (Di Giovanni, Faillace, 2021, p. 121). "C'è uno stato di stress diffuso che colpisce un po' tutti, una tensione costante dovuta al pericolo reale, ma anche e molto dal bombardamento di notizie preoccupanti e ansiogene. (…) Ma c'è un'altra ragione molto importante per questo affaticamento da isolamento, una ragione che troppo spesso dimentichiamo, e che la società della velocità tende a sommergere.

Gli esseri umani sono animali da branco, animali da società, come quasi tutti i mammiferi. Le altre persone sono per noi indispensabili, dobbiamo immergerci nelle relazioni, specie quelle affettive. Ma immergerci non è soltanto "parlare". I cuccioli umani sono immersi nell'odore dei genitori, nel

contatto pelle-pelle, negli abbracci stretti, nelle carezze. (...).
Noi usciamo provati dall'isolamento, proprio per una
mancanza di contatto sociale vero, a tutto tondo. Le chiamate
(a volte non a caso lunghe e interminabili) non sono la stessa
cosa, non possono sopperire al vero contatto che è soprattutto
fisico. Dobbiamo ricordarci che l'uomo è un essere tribale, e
che la tribù è fatta di suoni, di odori, di abbracci, di forza, di
tenerezza, di danze, di rituali.

Tutto molto fisico. Abbiamo fatto fatica a non avere tutto
questo (...), (ma la prospettiva è che ci mancherà il vero
contatto ancora per molto). Abbiamo resistito, chi meglio e chi
peggio, a seconda delle risorse interne di ciascuno, della propria
Consistenza, della *Autonomia* (la capacità di stare con sé stessi),
della *Calma*, del sapere godersi lo *Stare* senza doversi per forza
iper-attivare, della capacità di avere un *Controllo* morbido che
non ci trascini verso quello ossessivo. E dunque, questi
Funzionamenti di fondo sono fondamentali per la salute e il
benessere, così come il *Contatto* pieno e intenso.

La Psicologia Funzionale li ha individuati e studiati: ora li
conosciamo bene e sappiamo anche come aiutarli. Ma
l'importante sarebbe che si facesse un intervento di
prevenzione, per poter affrontare meglio emergenze presenti e
future. Una volta che sappiamo su cosa agire, e conosciamo le
tecniche che intervengono e rafforzano quei Funzionamenti di
fondo che abbiamo citato (intervenendo sull'intero complesso

mente-corpo), progettare una efficace attività di prevenzione non è difficile. Si può agire sia sulle famiglie che sulla scuola, organizzando sia momenti di informazione e sostegno ai genitori, sia dei piacevoli ma molto utili Laboratori per bambine e bambini all'interno dell'attività scolastica. Teoria, Metodologie, Tecniche ci sono: devono soltanto avere il via libera per poter essere applicate." (Rispoli, maggio 2020) e possono esserlo come sappiamo con tutte le fasce d'età.

"Il virus e il lungo confinamento ci hanno messo di fronte a una realtà che non possiamo più ignorare. Non possiamo più chiudere gli occhi su come realmente viviamo, su come stiamo quasi tutti, sul disagio, che troppo spesso permea le nostre vite. Non possiamo più stringere i denti e continuare con una vita che non ci fa stare bene, che ci dà sofferenza, troppo dolore, poca gioia, poca felicità." (Rispoli, luglio 2020).

Dobbiamo ripartire, è necessario, (Rispoli, 2020) dobbiamo curare le ferite che la pandemia ci ha lasciato e su più fronti ma dobbiamo anche dare una mano alle persone dei nostri territori a riprendersi la propria vita da attori protagonisti, per creare un futuro migliorare per la società, che impari a stare più attenta e alla salute dell'uomo e a quella della natura con cui egli è intrinsecamente legato per appartenenza.

Finalità

Il progetto permette una chiave di lettura dell'individuo e fornisce indicazioni per intervenire in modo preventivo al riequilibrio di eventuali situazioni in stato di nascente alterazione. Dopo la valutazione delle reali condizioni dei partecipanti è possibile, infatti, programmare attività specifiche, per un miglioramento dei Funzionamenti del Sé ed un recupero delle Esperienze Basilari che permettono un ripristino del Benessere. Infatti, "conoscere il Funzionamento della persona e le relative possibili alterazioni consente di intervenire adeguatamente riequilibrando il Funzionamento del Sé, aprendo condizioni di Benessere nel presente e creando i presupposti per un Benessere futuro." (Di Giovanni, 2018, p. 12) Il percorso Benessere vuole essere un'opportunità per riscoprire le risorse più reali e vitali. "Possiamo nuovamente rafforzarci, diventare più capaci e saggi e pieni di vita vera. (…) Dobbiamo intervenire sui Funzionamenti profondi delle persone, a cominciare soprattutto dalle nuove generazioni. Ma dobbiamo agire sulla interezza mente-corpo perché altrimenti il cambiamento non potrà avvenire: non basta la consapevolezza, non basta capire, non basta dire alle persone di cambiare (Rispoli, luglio 2020).

Obiettivi

- Incremento della Consapevolezza di Sé

- Incremento del Benessere

- Riconoscere i propri bisogni

- Apertura ed ampliamento della capacità di Contatto e Condivisione

- Incremento della Consistenza personale

- Ricominciare a sognare e concretizzare i propri desideri

- Incremento della capacità di resilienza

Fasi del percorso

- Incontro preliminare di presentazione del progetto e raccolta delle adesioni

- Valutazione *Funzionale* degli iscritti e programmazione dettagliata del percorso

- Realizzazione del Percorso Psicocorporeo

- R-Test e verifica finale

- Restituzione al gruppo

Metodologia

Alternanza di attività pratico-esperienziali con riflessioni sulle personali modalità di funzionamento, secondo l'approccio del Neo-Funzionalismo. Si utilizzeranno metodologie Funzionali che agiscono proprio sui

Funzionamenti profondi del Sé, e che sono in grado di recuperare le risorse e le capacità che rendono la vita piena, naturale, armonica e riportano il BENESSERE. Considerato il periodo di pandemia attraversato con lo stato di allarme, l'obbligo di distanziamento e allo stesso tempo la paura nella vicinanza all'altro, si percepisce la necessità di un percorso di *riaccompagnamento* alla relazione espansiva con l'altro, alla vicinanza, alla riconquista del contatto buono, della relazione corporea con gli altri.

A tal fine saranno programmate tecniche e metodologie che permetteranno un graduale riavvicinamento all'altro con serenità, per ritornare alla possibilità di un tranquillo lavoro psicocorporeo col gruppo.

Attività

Verranno attraversate le seguenti EBS: Lasciare, Benessere, Stare, Aprirsi, Calma, Essere Protetti, Essere Portati, Necessità dell'altro, Essere Tenuti, Essere Presi, Sensazioni, Allentare il Controllo, Contatto, Contatto attivo, Perdere il Controllo, Essere Nutriti, Abbandonarsi all'altro, Consistenza, Forza, Essere Contenuti, Tenerezza, Desiderare.

Target: 10 adulti.

Tempi

12 incontri per un totale complessivo di 34 ore:

1 incontro preliminare di 2 ore

10 incontri esperienziali di 3 ore ciascuno

1 incontro conclusivo di 2 ore.

Spazi: salone con moquette o parquet

Materiali e strumenti

Un materassino, un cuscino, una benda, una corda di tre metri ed una coperta per ogni partecipante; 1 risma di carta 21x29,7, pennarelli, registratore con lettore CD, macchina fotografica digitale, video-proiettore, computer.

Ai partecipanti è consigliato abbigliamento comodo e due paia di calzettoni.

Verifica

La verifica verrà realizzata in base a:

- Risultati delineati dalla elaborazione dei dati delle schede somministrate pre e post percorso

- Livello di partecipazione

- Livello di gradimento

Il desiderio dei conduttori e dei futuri partecipanti ai Percorsi Funzionali (sono presenti già liste d'attesa di aspiranti corsisti) è che si possa al più presto ritornare ad una condizione di serenità sanitaria rispetto alla Pandemia e riaprire anche nei Servizi il lavoro con i gruppi psicocorporei. E così con l'aiuto del *Pensiero Funzionale* si potrà "finalmente recuperare il benessere profondo (…), intervenire per eliminare lo stress e riguadagnare benessere individuale e sociale (relazioni positive nel nostro lavoro e nella nostra vita affettiva)." (Rispoli, luglio 2020). Ritornare ad un Benessere possibile oggi è fondamentale, in un futuro senza certezze, la speranza sarà determinata proprio dalle nostre capacità di Funzionamento: dal nostro Benessere, dalla nostra Forza, dalla Consistenza, dalla Fiducia, dalla Progettualità, dalla capacità di fare le scelte giuste per sé stessi, per l'umanità e per la natura." (Di Giovanni, Faillace, 2021, pp.122-123).

Conclusioni

In questo lavoro sono stati riportati quasi 30 anni di storia all'interno dei Servizi Sanitari Territoriali che io ho vissuto con grande passione, sia quando lavoravo in Neuropsichiatria Infantile o in ambito Psichiatrico o in Educazione alla Salute o al Ser.T., sia quando ascoltavo le testimonianze delle colleghe e amiche *Funzionali* che si impegnavano con grandi risultati nei loro Servizi Territoriali. In quel 1° Congresso Nazionale dei Pedagogisti, citato in precedenza, anch'io ero presente con una comunicazione, ma l'avevo dimenticato, e invece ricordo ancora l'intervento di quel dinamico Primario Psichiatra: Mario Mulè che aveva già apportato tante innovazioni al suo S.T.T.S.M. della USL n° 4 Mazara di cui era Coordinatore e che, con le parole del suo intervento, come un faro illuminava, negli operatori presenti, futuri percorsi di trasformazione. (Mulè, 1992). Allora nei miei sogni di giovane pedagogista, che si era da poco aperta al mondo lavorativo, c'era il desiderio di riuscire ad apportare cambiamenti positivi nella vita delle persone. Mille itinerari si aprivano e io ero desiderosa di percorrerli tutti. L'Università mi aveva dato delle buone competenze e la formazione, lì svolta, con il Prof. Carlo Romano mi aveva indicato un *itinerario possibile: il linguaggio del corpo,* che non ha mai finito di incuriosirmi. La Pedagogia Istituzionale, la Psicomotricità, lo Psicodramma, l'Espressione Corporea avevano arricchito la mia visione dell'uomo e del mondo. Ho vissuto anni frenetici di formazione, tanti seminari, varie specializzazioni. "Volevo avere la possibilità di utilizzare il canale corporeo per educare, formare, riabilitare.

Ma ogni nuovo filone psicocorporeo che incontravo, non appariva mai completo, ed ogni volta che affrontavo una nuova teoria e/o pratica mi sembrava sempre di cominciare tutto dall'inizio, quasi come se ogni teoria fosse più ricca delle altre e ciò che avevo fatto prima non mi servisse più. Poi dal 1997 (…) alla luce del Pensiero Funzionale le conoscenze in precedenza acquisite diventavano più comprensibili e i risultati ottenuti con varie metodologie, assumevano un significato diverso, era come se, quelle consapevolezze frammentarie di vissuti, esperienze diverse, teorie, avessero trovato una chiave di lettura che ne spiegava i funzionamenti, ne integrava modelli e rendeva più chiari e precisi gli obiettivi da perseguire.

È nei Servizi Sanitari Territoriali che il bisogno di cambiamento si è potuto concretizzare, attraverso il Neo-Funzionalismo, in un reale nuovo modo di svolgere la propria professionalità, senza per questo perdere la propria identità professionale. Formare la persona è un compito da pedagogisti ed io ho cercato di realizzarlo con tutte le persone che me lo hanno permesso in tutti questi anni e il Neo-Funzionalismo è stato fonte di ispirazione, confronto, condivisione, stupore e possibilità di realizzazione.

E oggi, che io e vari colleghi e compagni di esperienze

Funzionali: psichiatri, psicoterapeuti, pedagogisti, educatori stiamo quasi concludendo il nostro cammino professionale dentro le Aziende Sanitarie Provinciali di appartenenza (molti sono già andati in pensione, altri lo faranno al più presto, alcuni ci hanno lasciato precocemente: Elio Montante, Medico Psichiatra, ASP Palermo e Vincenzo Pepe, Psicologo Psicoterapeuta ASP Palermo, ricordati sempre con grande affetto), più forte ho sentito l'esigenza di lasciare una traccia di memoria dei percorsi realizzati all'interno dei Servizi Sanitari.

Una memoria storica di quanto fatto, che può aprire spunti di riflessione e confronto sia per noi operatori *Funzionali*, che per chi lavorando nella Sanità Pubblica ha altra formazione; ma con la speranza che questo scritto possa diventare un piccolo punto di partenza per le nuove generazioni di *Funzionali* che si troveranno a lavorare nei Servizi Sanitari Territoriali dopo di noi, un punto da cui partire, facendo buon uso delle conquiste già realizzate, ma utilizzando uno spirito critico che permetta loro la formulazione di evoluzioni possibili. All'interno dei Servizi Sanitari il Neo-Funzionalismo è stato sperimentato lungamente come metodologia idonea al raggiungimento degli obiettivi Istituzionali anche con grandi utenze, e l'immediatezza nel raggiungimento degli obiettivi e la certezza dei risultati ha motivato sempre di più noi operatori a lavorare con maggior tenacia, programmando, realizzando e riprogrammando velocemente. Molto è stato costruito e altra strada sarà ancora necessaria affinché queste *buone prassi* possano diffondersi ancora di più. E sono certa che il confronto continuo con le scienze che guardano al *Funzionamento* dell'uomo fornirà ancora maggiori strumenti operativi per il raggiungimento di quel Benessere sociale, oggi tanto auspicato.

Per rendere più fruibile questo scritto dal punto di vista didattico-operativo, vengono riportati vari progetti–tipo, indicativi di quello che si potrebbe realizzare in quel settore specifico. E nei vari capitoli è possibile leggere gli elementi della programmazione psicoeducativa: le finalità, gli obiettivi, i contenuti, le fasi del percorso, la metodologia, le attività, i destinatari, gli spazi, i tempi, i materiali e gli strumenti, le modalità di valutazione e verifica.

Trasversalmente a tutto il lavoro è possibile cogliere: la differenziazione dei percorsi e delle EBS utilizzate, le risposte degli utenti alle varie proposte, sino all'analisi statistica dei dati raccolti. Ovviamente alcuni elementi descrittivi dell'esperienza e dei risultati raggiunti, ben visibili anche attraverso grafici riepilogativi o testimonianze dei partecipanti, come modalità di comunicazione di una esperienza possono coesistere in ogni progetto, ma in questo lavoro per economia espositiva e in particolare per non appesantire chi legge vengono presentati separatamente di volta in volta in quasi tutti i singoli progetti.

Inoltre, va sottolineato che non è possibile pensare ad una

pedissequa ripetitività dei singoli percorsi, perché anche se il raggiungimento di un obiettivo specifico prevede l'apertura di alcune particolari EBS, ogni progetto va calato al contesto, ma soprattutto ai Funzionamenti dei partecipanti che potrebbero essere particolarmente alterati da necessitare percorsi più complessi e/o propedeutici al raggiungimento di quei Funzionamenti base richiesti per iniziare quella particolare formazione.

Nel riattraversare il ricordo dei tanti progetti realizzati, a cui si associano i ricordi delle tante persone incontrate, volti, sguardi, corpi sofferenti, gioie ritrovate, sento una pienezza di vita professionale che ho potuto ottenere grazie a tutta la fiducia che queste persone hanno riposto in me e alla ricchezza del lavoro che proponevo. E tutto questo ha restituito alla memoria anche la riconoscenza nei confronti del Neo-Funzionalismo, da parte delle tante persone, che sono state riportate nel Benessere, e riaffiora il sentimento di immensa gratitudine anche di tutti noi operatori, che grazie all'apporto di questo *Modello,* abbiamo potuto ripristinare Funzionamenti positivi e aprire nuove potenzialità di vita.

Bibliografia e sitografia

- AA.VV. (2009), Incidenti domestici. Attività di Prevenzione nell'ASP di Palermo, Poster presentato al 44° Congresso Nazionale S.I.T.I. Venezia

- AA.VV. (2009), Incidenti domestici nella terza età e prevenzione nell'ASP di Palermo, Poster presentato al 44° Congresso Nazionale S.I.T.I. Venezia

- Argyle M. (1978), Bodily communication, Methuen e Co Ltd, London, (trad. It. *Il corpo e il suo linguaggio*, Zanichelli, Bologna, 1981).

- Bovo P. (1998), *Psicoprofilassi prenatale e in puerperio. Indicazioni e limiti*, in Educare per, n. 4, Pavia.

- Bovo P. (2016), *Compendio Teorico-pratico sulla Metodologia Funzionale in Gravidanza*, Ed. Create-Space.

- Bovo P. (2017), *I vissuti emotivi in gravidanza*, in Neo-Funzionalismo e Scienze integrate. Nuove frontiere di cura, prevenzione e benessere, SEF Rivista Telematica n.5 dicembre 2017.

- Bovo P. (2020), *Gravidanza e nascita. Scoperte, applicazioni e interventi del Neo-Funzionalismo*, Alpes.

- Canevaro A. (a cura di) (1988), *Handicap, ricerca e sperimentazione*, Roma, La Nuova Italia Scientifica.

- Ciraso M. (2013), *Comunicare per crescere insieme. Un laboratorio con genitori tossicodipendenti*, in Rispoli L. (a cura), Nuove frontiere del Counseling. Il Counseling Funzionale, Roma, Alpes. II Edizione 2018.

- Cruciata E., Di Giovanni C., Scalici M., Schirò T. (2003), *Educazione tra pari: i giovani parlano ai giovani. Alcol e alcolismo*, in atti del Convegno Nazionale su: Peer Education Adolescenti protagonisti di quale prevenzione? Verbania.

- Cruciata E., Di Giovanni C., Scalici M., Gerbino M., Ruggeri G. (2014), *Peer Education su "Alcolismo" I genitori parlano ai genitori: Alcol uso e abuso*, FederSerd Informa n°25.

- Di Giovanni C. (2013). *Il Counseling Funzionale: Nuova modalità di intervento* in Rispoli L. (a cura di), Nuove frontiere del Counseling. Il Counseling Funzionale, Roma, Alpes. II Edizione 2018.

- Di Giovanni C. (2014), *Funzionalismo, Stress e Benessere nei Servizi Sanitari*, in Neo-Funzionalismo e Scienze integrate. Nuove frontiere di cura, prevenzione e benessere, SEF Rivista Telematica n. 2 settembre 2014.

- Di Giovanni C. (2018), *Il Neo-Funzionalismo nelle attività di prevenzione al Ser.T.*, in Neo-Funzionalismo e Scienze integrate. Nuove frontiere di cura, prevenzione e benessere, SEF Rivista Telematica n.6 dicembre 2018.

- Di Giovanni C., Di Paola M. C. (2013), *Un'esperienza con i genitori. Progetto: genitorialità e benessere infanzia*, in Rispoli L. (a cura di), Nuove frontiere del Counseling. Il Counseling

Funzionale, Roma, Alpes. II Edizione 2018.

- Di Giovanni C., Faillace G. (2014), *Il Neo-Funzionalismo nell'attività di prevenzione al Ser.T.: Progetto adolescenti*, FederSerd Informa n°25.

- Di Giovanni C., Faillace G. (2020), *L'impatto della infezione da SARS-CoV-2 nei setting operativi. La riformulazione di alcuni interventi al Ser.D. di Alcamo,* in Mission n° 54 Periodico trimestrale FederSerd.

- Di Giovanni C., Faillace G. (2021), *Post-Covid: Riprogettare Il Benessere,* FederSerd Informa n°34.

- Di Giovanni C., Faillace G. Mancuso G. (2022), *Il Benessere del territorio. Un'analisi Funzionale per un intervento più incisivo.* FederSerd Informa n°35.

- Di Giovanni C., Ingoglia S. (2012). *Genitorialità e Benessere: un percorso di formazione per genitori con figli adolescenti* in Ingoglia C., La progettazione di interventi psicosociali. Roma, Carocci.

- Di Giovanni C., Vaccaro C. (1992), *"Un Progetto Di Laboratorio Teatrale A Villa Nave"* in Atti del I° Congresso Nazionale dei Pedagogisti: Pedagogia e Benessere della Persona - Palermo.

- Di Giovanni C., Vaccaro C. (1992), *"Il Laboratorio Teatrale. Un'occasione in più…"* in Atti del Convegno Internazionale: Imparare questo è il problema, I disturbi dell'apprendimento in età evolutiva. - San Marino.

- Di Giovanni C., Vitrano F. (1999), "*Servizi Territoriali di Salute Mentale: Una evoluzione possibile, tra la necessità di un approccio integrato e la trasformazione dei bisogni*", in Atti del Convegno Nazionale: Le Famiglie Interrogano Le Politiche Sociali - Bologna.

- Di Nuovo S., Rispoli L. (2011), *L'Analisi Funzionale dello Stress*. Milano, Franco Angeli.

- Duguid A., Bovo P. (1992), *Il Modello Funzionale nella Prevenzione Perinatale*. in Riza Scienze, Milano.

- Faillace G., Di Giovanni C., Mirrione E. (2013), *Percorsi Innovativi al Ser.T.: I Gruppi Benessere*, FederSerd Informa n° 21

- Faillace G., Di Giovanni C., Pipitone M. (2014), *Gruppi sulla Forza al Ser.T.*, FederSerd Informa n° 25.

- Faillace G., Di Giovanni C., Di Girolamo F.E. (2016), *Il Cambiamento attraversando la Forza. Gruppi Funzionali al Sert*, Federserd Informa n° 28.

- Faillace G., Di Giovanni C. (2019), *Il Neo-Funzionalismo nella strategia d'intercettazione precoce delle alterazioni del Sé in adolescenza e come modello di intervento per il loro recupero*, FederSerd Informa n°33.

- Gargano G. (2013), in Rispoli L. (a cura di), Nuove frontiere del Counseling. Il Counseling Funzionale, Roma,

Alpes. II Edizione 2018.

- Gargano G. (2017), *Gruppi di Benessere Mamma e Bambino: un'esperienza pluriennale nell'Azienda Sanitaria Provinciale a Palermo*, in Neo-Funzionalismo e Scienze integrate. Nuove frontiere di cura, prevenzione e benessere, SEF Rivista Telematica n.5 dicembre 2017.

- Mulè M. (1990), *Promozione della Salute Mentale e Prevenzione Psichiatrica: Considerazioni introduttive*, in Pratiche di prevenzione, a cura del Dipartimento di Salute Mentale USL n°4 - Mazara del Vallo.

- Mulè M. (1992), in atti del 1° Congresso Nazionale dei Pedagogisti: Pedagogia e Benessere della Persona, a cura di De Santis A., Giardina Lo Bianco B. Palermo.

- Petruzzellis V., Di Cristina A., Cimino M., De Francisci A., Magazzù R. (a cura di), 1998, Potenzialità e difficoltà degli interventi integrati nei Dipartimenti di Salute Mentale della AUSL6.

- Rispoli, L. (1992). *Il modello Funzionale del Sé: prospettive cliniche nei servizi territoriali* in Lo Psicologo discusso, (a cura di) Marella L., Facchinetti O., Milano, Franco Angeli, 1992.

- Rispoli, L. (1993). *Psicologia Funzionale del Sé*. Roma, Astrolabio.

- Rispoli, L. (1998-1999). *Prevenzione-Benessere Infanzia e Adolescenza*, Progetto "Pamfs". Comune di Napoli.

- Rispoli L. (1999), *La specificità Funzionale nell'intervento complessivo di aiuto al disabile.*

- Rispoli, L. (2004). *Esperienze di Base e sviluppo del Sé.* Milano, Franco Angeli.

- Rispoli, L. (2010). *Il Manifesto del Funzionalismo Moderno.* Napoli, Scuola Europea di Psicoterapia Funzionale (SEF).

- Rispoli L. (2020), *Come ci può cambiare la Pandemia.*: https://www.lucianorispoli.it/luciano-rispoli-psicologo-come-ci-puo-cambiare-la-quarantena/

- Rispoli L. (2020), *Virus, vita e potenzialità.* https://www.lucianorispoli.it/luciano-rispoli-psicologo-virus-vita-e-potenzialita/

- Rispoli L. (2021*), I Bambini del futuro. Guida ad una relazione felice con l'infanzia*, Kimerik. (ME)

- Romano C. (1988), *Corpo itinerario possibile. Una metodologia di formazione per gli insegnanti*, Teramo, Giunti e Lisciani.

- Rulli G. (1992), in atti del 1° Congresso Nazionale dei Pedagogisti: Pedagogia e Benessere della Persona, a cura di De Santis A., Giardina Lo Bianco B. Palermo

- Stellino M., De Santis A. (1992), *Intervento Pedagogico e Legge 162 del '90*, in atti del 1° Congresso Nazionale dei Pedagogisti: "Pedagogia e Benessere della Persona, a cura di De Santis A., Giardina Lo Bianco B. Palermo

INFORMAZIONI SULL'AUTORE

Caterina Di Giovanni, Dirigente Pedagogista ASP n°9 Trapani.
Counselor Formatore/Supervisore. Docente al Corso per
Counselor Professionisti. Autrice di numerosi articoli e contributi a
libri sulle applicazioni del pensiero Funzionale nei servizi
sociosanitari e nelle scuole.